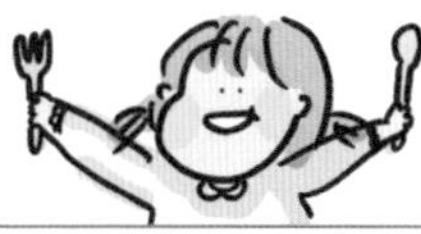

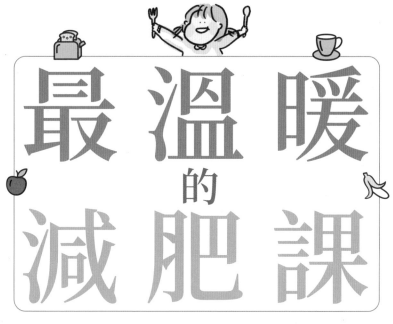

最溫暖的減肥課

改變人生的飲食奇蹟

金南喜◎著　牟仁慧◎譯

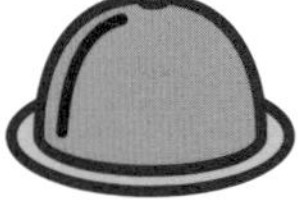

暖心推薦

這是在減肥的旅程上，避開陷阱的祕笈

四季心心理諮商所所長／諮商心理師　蘇琮祺

減肥，不是一場你死我活的戰鬥，別讓自己揮汗又流淚了。作者從減肥地獄走過一遭，把過程中的血淚透過文字傳遞給我們，希望大家別再踏進各種瘦身陷阱。

減肥，是一趟重新探索自我的旅遊，你需要學會照顧自己。作者透過學習健康知識和分享減肥經驗，幫助人們看見自己的需求，進而學會善待自己。

這本書像是一本導覽手冊，有著作者豐富的減肥經驗跟獨特觀點；而你則是踏上旅程的探險者，透過本書你可以避免掉進瘦身陷阱，體驗不同的瘦身技巧，讓你的減肥之旅，成為改變人生的開始。

面對「吃」這件事，你需要更溫柔的思考

臨床心理師　蘇益賢

吃或不吃，往往不純粹只是意志力的考驗。面對身體吃的本能，一套更溫柔的思考或許會更有幫助。願本書作者的經驗，能陪伴更多讀者重新思考自己與飲食的關係。

疫情後的全方位減肥模式

營養師　高敏敏

大家在疫情後，工作、生活型態改變，也有適合疫情後的心情＋身體的全方位長久減肥方式：循環、代謝、消化能力、調適情緒、穩定荷爾蒙。讓減肥不再只是一種挑戰與目標，而是一種更全面健康的生活方式！

一起來試試吧！

【前言】

身體出現的那些問題，只要養成良好飲食習慣根本不會發生

減肥，有人從來沒有試過嗎？有些人甚至會說「減肥是一輩子的事」。我們都曾減過好幾次的肥，就算失敗也會再次嘗試。無論是為了改善亮起紅燈的健康狀態，還是透過減重獲得夢想中的外貌，許多人都開始吃起了減肥菜單。

我們會從時下流行的減肥方式中選擇一個比較不那麼困難的開始執行。然而，在選擇減肥方法之前，大部分的人都忽略了一件最重要的事。

「我現在的身體狀態」。

再怎麼好的運動和飲食控制菜單，如果不適合我現在的身體，那就不是「利」，而是「毒」。若沒有考慮個人狀態就反覆減肥，除了容易復胖以外，還可能對身體造成反效果和產生副作用，甚至引發原因不明的身心問題。

飲食障礙症、月經失調、不孕、多囊性卵巢症候群、子宮內膜異位症、子宮肌瘤和甲狀腺

機能等荷爾蒙問題，原因不明的無力感、慢性疲勞、睡眠障礙，還有鼻炎、乾癬、異位性皮膚炎和汗皰疹等免疫系統疾病，越來越多人受上述這些疾病和其副作用困擾。然而，在現實生活中，醫院除了開荷爾蒙藥物和西藥處方給我們之外，目前也找不到更好的解決方式。

本書介紹的正常飲食減肥法關鍵字是循環、代謝、消化能力和穩定荷爾蒙。這個飲食方式不追隨流行，主要目的也不是快速減肥。只是我希望能打破現有的定型化減肥食譜框架，在不造成日常生活壓力和不會出現復胖或反效果的前提下，提供一份能夠長久持續下去，讓每個人都能活出「內在美」的範例食譜。

我希望讀者在閱讀本書時，能根據自己的狀態獲得不同啟發。此外，我出版本書的目的也是希望讀者能對內容有著自己的見解。書中的內容不一定就是正確答案。沒有跟著書中內容實踐也無所謂。我只希望大家在閱讀這本書時，能夠抱持著自己身心靈都可能變得更舒服一些的小小期待。

而我就是用這樣的心情寫下了這本書。

在正式開始閱讀本書之前，
我們要先了解自己身體的循環能力、消化能力和飲食習慣，
請用輕鬆的心情回答後面幾頁的問卷。

不要因為結果很好而安心，也不要因為結果不好而擔心。
因為這個測驗是「自我診斷」，我們有可能會對自己比較寬容，
又或者是比其他人還要來得敏感。

我只希望大家能藉此機會好好審視自己現在的身體狀況，
並仔細思考目前最想解決的是什麼問題。

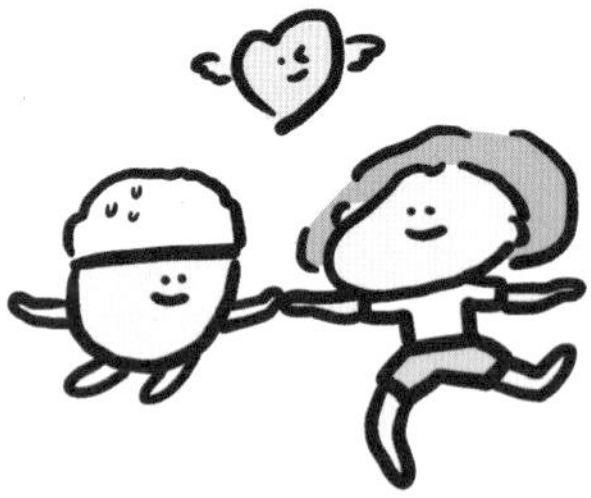

★循環障礙自我診斷

□不會主動想要喝水。

□覺得喝溫水很辛苦或噁心。

□早晚嚴重水腫。

□運動後，水腫會變得更嚴重。

□運動後會覺得全身無力。

□嚴重的生理痛或經前症候群。

□手腳冰冷。

□腹部冰冷。

□身上有橘皮組織。

□跟體重相比，胸部偏小。

□胸部和背部有長痘痘。

□腋下和鼠蹊部出現色素沉澱。

□身體燥熱，包含臉部皮膚泛紅。

□手腳痠痛，並且會覺得熱熱的。

□即使是剛運動完，手腳和腹部冰冷的狀態也沒有改善。

□身體中某個部位特別肥胖，如：上半身、下半身、手臂、下腹或大腿……等。

【5 個以上】身體循環不是很好

如果出現 5 個以上的症狀，代表你已經處於累積了大量疲勞和嚴重無力的慢性疲勞狀態中。當身體出現水腫和冰冷症狀時，如果還為了循環強迫自己喝水或提升運動強度的話，反而可能變成身體的毒藥。如果你覺得喝水是一件很難的事，或是不喝水也不會覺得口渴的話，代表你的身體已經被老廢物質塞滿，甚至已經進入不想要水分，循環非常差的狀態。對循環極差的身體來說，高強度運動就只是一種折磨。

相反的，如果身體出現水腫，體重一直都減不下來，也會讓我們經常感到口渴或口乾而習慣性攝取大量水分。雖然這兩個症狀不同，但其實原因是一樣的。當細胞無法正常吸收水分，我們就會一直覺得口很渴，而細胞又無法把累積在體內的不必要水分排出，因此會伴隨水腫症狀。

即便食譜和菜單再好，我們都必須考慮當下的身體狀況慢慢調整，給予身體適應的時間。

★腸胃健康自我診斷

☐嚴重腹脹。

☐經常覺得肚子痛。

☐每日排便次數多於三次。

☐一覺得有壓力就會有便意。

☐有殘便感。

☐大便形狀細長。

☐反覆出現便祕或腹瀉反應。

☐每次排便需要花費二十分鐘以上。

☐放屁、打嗝和排便的味道很重。

☐一週排便次數不到三次。

☐一吃飽就會感受到強烈便意。

☐冷不防地突然出現便意。

☐大便上會有黏液。

☐患有免疫系統疾病。

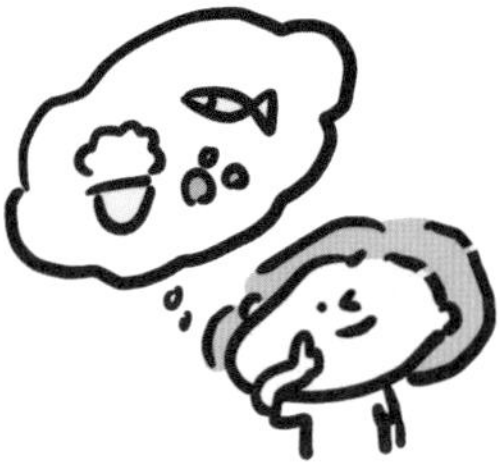

【0～3個】受到飲食、生活習慣或壓力等因素影響，導致身體出現短暫不適反應的階段。這個狀態能快速獲得改善。

【4～9個】由於不規則的飲食習慣，身體開始出現問題。在這個階段可能發展成慢性便祕、腸躁症、胃下垂等症狀或疾病，必須改善飲食習慣。

【10個以上】需要接受精密檢查和專科醫生診斷的階段。

★減肥強迫症自我診斷

☐極度害怕變胖。

☐經常想要減肥，不停反覆減肥。

☐吃東西一定會計算熱量。

☐執著於制定好的減肥菜單。

☐吃飽飯會感到內疚或後悔。

☐一天量好幾次體重。

☐因為減肥，不參加或推遲聚會。

☐想要各種食物都吃一點試試看。

☐在節食減肥菜單和不受控的暴飲暴食之間來回。

☐當遇到躲不掉的聚餐、約定或外食時，你會覺得非常有壓力。

☐吃到不好吃的食物或沒辦法按照飲食控制計畫時，你會感到生氣。

☐吃完東西會有想吐出來或咬個幾下就想吐掉的衝動。

☐你會一邊想著能夠消耗多少熱量，一邊運動。

☐如果沒有按照規定的時間和次數運動，你會感到不安。

☐當體重增加時，你會感受到強烈的失落或憂鬱。

☐無法確實區分出飢餓感或飽足感。

【0～2個】沒有問題。

【3～5個】不會影響到日常生活。但要注意，你有可能會因為過度的自我要求進入強迫或偏執的階段。

【6～9個】開始造成日常生活困擾的階段。你必須努力掙脫自己所訂下的嚴格規則或偏執行為。

【10個以上】因為過於偏執，難以做出正確判斷的階段。因為你已經無法自己分辨是非對錯或朝正確的方向改善，所以請接受專家協助，積極做出改變。

目錄

PART 1

減肥毀了我

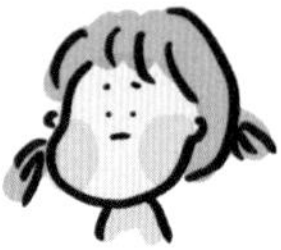

PART

2

現在我的身體不想要兩公升的水和三小時的運動

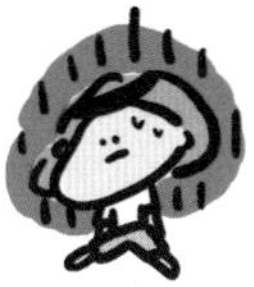

PART
3
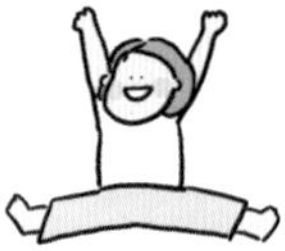

只有改變飲食 才能好好生活

PART

4

拯救我的身體循環，打造易瘦體質的正常飲食祕密

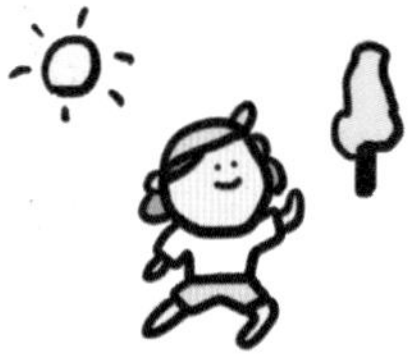

PART 5

病毒的逆襲，「新冠肺炎」帶來的改變

PART

6

就算今天失敗了也沒關係

【特別附錄】

【結語】

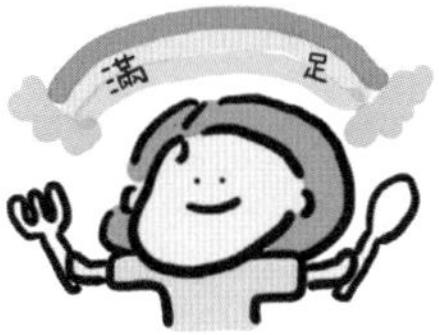

PART 1

減肥毀了我

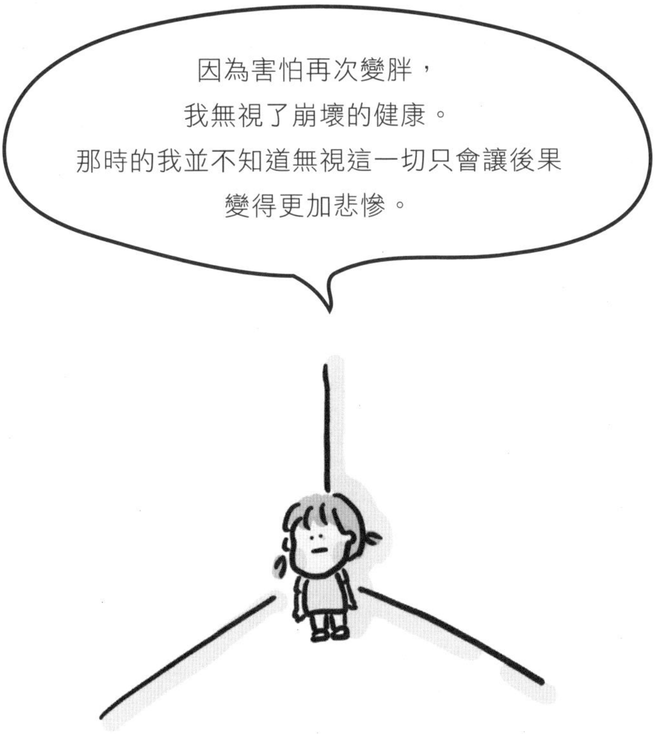
因為害怕再次變胖，
我無視了崩壞的健康。
那時的我並不知道無視這一切只會讓後果
變得更加悲慘。

〔Nami 老師，謝謝您！〕

流產七次，再度成功懷上孩子

上次聯絡您已經是一年前的事了。

在進行試管手術的那天，我還記得您曾經對我說：「希望這會是最後一次手術，祝妳在百花齊放的春天和花朵般一樣美麗的孩子見面。」神奇的是，那還真的是我的最後一次試管手術，手術日穩穩住進我肚子裡的孩子已經出生三十七天了。

懷孕期間，我經常想起您。我在最痛苦的時候遇見了您，那時的我已經流產了七次，甚至剛經歷了第二十六週原因不明死胎，失去肚中孩子的事件。我從老師身上獲得了很多的安慰，身體也逐漸復原，最後終於又成功懷上了孩子。

以一名曾經流產過多次的高齡產婦來說，我的身體並沒有嚴重水腫，健康狀態也很好。

等身體完全恢復後，我會再親自去拜訪老師。祝您身體健康，幸福快樂。

金〇〇，41歲，女

13歲，人生第一次減肥

聽說我從小就胖嘟嘟的。大人總說我從嬰兒時期就非常愛吃，所以只要照顧好我的飲食，我幾乎不太會耍賴或大哭。

根據媽媽的說法，我就算已經喝到整個肚子都鼓起來了，也會把奶瓶裡的奶喝到一滴不剩。只要把我餵飽，我也不會因為想睡覺而哭鬧。媽媽到現在還是會說，世界上找不到第二個像我一樣遲鈍的孩子。

就這樣，我以一名胖嘟嘟的小吃貨誕生在這個世界上，然後就一直以圓滾滾或是說胖乎乎的身材活了過來。隨著年紀增長，問題也就出現了。在其他人的眼中，有時只因為體格比同儕壯碩，我就變成了不正常的孩子。

我是三姊妹中的老大。大妹因為自幼挑食，所以瘦巴巴的，二妹則是有著不管怎麼吃都吃不胖的體質。和她們站在一起時，肥胖的我就像是突變種。大家在看到我們三姊妹後，總會對我有所評論。

「妳是不是都搶妹妹的食物吃？」

「妳也太愛吃了吧！妳自己一個人吃當然會變胖！要懂得分享。」

「妹妹們都很瘦，只有妳變胖，我看妳是媽媽從垃圾桶旁撿來的孩子！」

大家總是笑著說這些話，若發現我一臉受傷的樣子，他們又會說只是開玩笑。只因為他們說了一句「我是開玩笑的」，我就無法生氣或露出不開心的表情。因為一旦生氣，我就會變成開不起善意玩笑、心胸狹窄的那種孩子。

這種時候如果我流下不甘心的眼淚或露出委屈的表情時，大人們反而又會一臉頑皮地再多說我幾句。

我總是會被那些偽裝成玩笑或操心的無心之論給刺傷，年紀越大，受傷的次數就越多。我後來也發現了這一切都是因為自己比同儕還要「胖」，所以更容易成為被嘲笑的對象和被人投以不舒服的視線。

到了小學五六年級，我開始出現第二性徵，胸部也比其他人發育得要早。由於當時大家年紀都還小，更是第一次遇到這種變化，在朋友圈中，胸部長大和穿內衣是一個很大的話題。因為我的體格比其他人都還要壯碩，再加上並不想成為注目焦點，所以我當時只願意穿寬鬆的衣服，肩膀也總是蜷縮著。

就這樣不知不覺地，身材圓潤和胖嘟嘟這件事變成了一件非常丟臉的事。當時的我覺得自己不能再胖下去了，還會偷偷吐掉朋友放到我嘴裡的果凍。在我的記憶中，這就是一切減肥的開端。

那時的我才13歲。

★ 開玩笑的啦～ ★

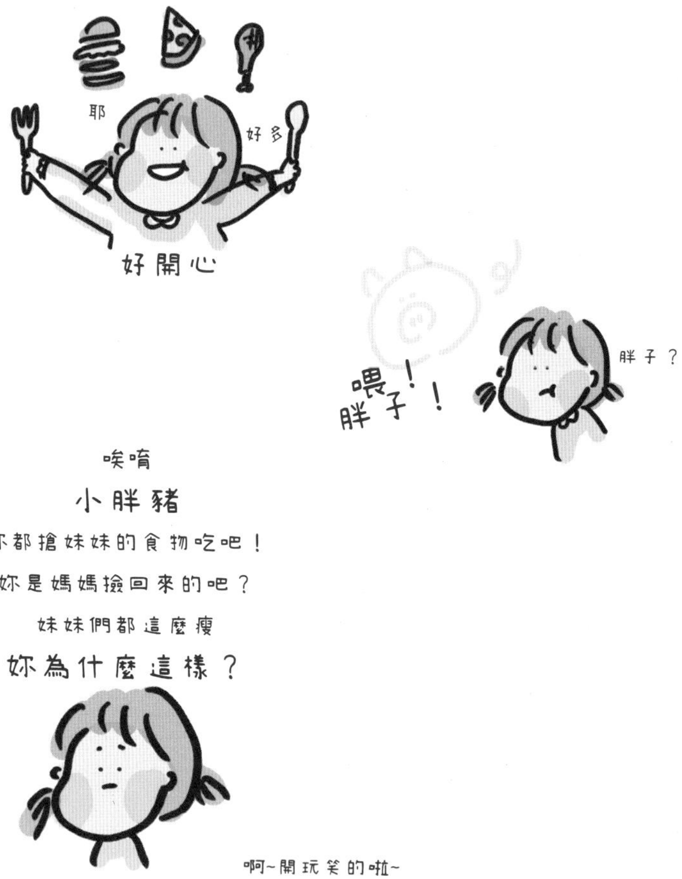

耶
好多
好開心
喂！
胖子！
胖子？
唉唷
小胖豬
妳都搶妹妹的食物吃吧！
妳是媽媽撿回來的吧？
妹妹們都這麼瘦
妳為什麼這樣？
啊~開玩笑的啦~

15歲，不幸的開端：飲食障礙症

為了不再被那些包裝成玩笑或操心的話語刺傷，為了能軟弱地反駁對方：「我正在減肥！」朋友看著總是在減肥的我說了這麼一句話。

「喂！妳不用那麼辛苦的減肥，我哥的朋友都先吃再去吐，一個月就減了十公斤。妳也吃完再去吐吧！」

我當時聽完朋友的話，腦中浮現的想法是：「就是這個！找到答案了。先吃再吐，一切就能回到原點！」

那天晚上，我第一次嘗試了暴飲暴食後的催吐。當我蹲在馬桶前，把手指戳進喉嚨深處的那一刻，我才15歲。就這樣，在我開始使用催吐減肥法後，我得了鼻炎，嚴重到必須吃藥才能正常生活。

但我依然沒有停止這個行為，我開始習慣一天要吐兩次。為了一次吐多一點出來，我會故意吃更多的食物。雖然我內心感到害怕，但不會被拿來與他人做比較的那種安心感，可以盡情吃東西的愉悅感，以及被其他人發現我變瘦的成就感都讓我感到更加快樂。

我15歲的體重是六十多接近七十公斤，18歲的體重降到了四十八公斤。還記得當初看到夢想中的數字「48」時，我還在體重機上來來回回量了好幾次。我覺得自己非常幸福，終於擺脫了那些討人厭的「肉」，並想著「我用對方式了，我的選擇沒有錯」來合理化自己的行為。

然而，伴隨著數字48的還有一個名為「乾癬」的免疫系統慢性皮膚病。我的皮膚出現了又癢又痛的紅色圓形斑點，受傷部位開始化膿。乾癬好發於手肘、膝蓋、屁股和關節凹折處等部位，而我的病灶主要是出現在膝蓋後方和關節凹折處。

一開始，我並不知道自己得了乾癬。當皮膚出現紅疹的部位逐漸變大且化膿時，皮膚科醫生告訴我那是汗疹。雖然擦了汗疹藥膏，但症狀並沒有好轉。有的診所說是異位性皮膚炎，有的診所則說這就只是單純的皮膚起疹子。在我四處求診的期間，乾癬的圓形斑點擴散到了全身。

我第一次聽到乾癬這個病名不是在皮膚科，而是在韓醫診所。韓醫說，我因為「腸胃」功能差，體內毒素多，免疫力下降，所以才會發生這種情況。我吃了韓醫診所開的改善腸胃功能的「丸」後，乾癬症狀就有所好轉。

關於乾癬的病因，醫學上還沒有一個明確的解釋。（目前較多的說法是體內免疫物質攻擊皮膚角質細胞，導致角質過度增生和發炎。）

當年18歲的我或許曾意識到身體變得不健康，但是因為害怕再次發胖，讓我無視了逐漸崩壞的身體。

對我來說，最可怕的不是能用衣服遮住的乾癬，而是無法用衣服遮住的「身材」。因為害怕再次變胖，我無視崩壞的健康。

那時的我並不知道無視這一切只會讓後果變得更加悲慘。

21歲，「外貌至上主義」下的生存方式

21歲的冬天，我踏入了人生中的第一個職場。我在一間位於狎鷗亭的知名整形醫美診所擔任美容顧問。當時的我身高一百六十一公分，體重五十三公斤，我認為自己不胖也不瘦，但卻是員工中體重最重的人。

我那麼拚命減肥，結果在那裡我依然是最胖的人。在職場上，不斷有人會用言語、行動和表情要求我得變得更苗條更漂亮。

每天早上十點半上班，晚上九點半下班，工時雖長達十一個小時，但院方卻只在下午四點提供一次員工餐。理由很簡單，因為變胖就不美了，沒有人會想在胖子工作的醫院接受整形手術。在那裡工作的期間，我不知道聽過多少人對我說過「減肥吧！再瘦一點吧！如果你的臉上沒有贅肉真的會很漂亮。」這種話。

我進公司三個月後，有一位個子最矮，身材稍微圓潤，皮膚狀態不好，在他們眼中「不漂亮」的員工突然被開除了，解雇原因模稜兩可。

對剛踏入社會沒多久的我來說，這是一件令人震驚的事，我開始害怕自己有一天也會突然被開除。如果第一份工作就被開除等於人生過得非常失敗，因此我下定決心，不管發生什麼事情都要在這間公司生存下去。

要在重視外表的環境中生存，方法只有一個，那就是吃得更少，並且更常催吐。我剛進公司時的體重是五十三公斤，工作期間我瘦了將近十公斤，我也變得越來越敏感。

我滿腦子想的就只有減肥，怎樣才能變得更漂亮？怎樣才能變得更瘦？我不斷折磨著自己。

我會在午休時間纏著院長，請他幫我做微整形，休假日就跑去其他診所。我的生活充斥著食慾抑制劑和減肥韓藥，如果藥吃完了，我就會極度不安。當時的我可說是為「肉」瘋狂。

我的身體和心靈都乾枯了。就這樣，有一天我和一位剛結束諮詢的顧客四目相接，她的眼神非常空洞。雖然只是一瞬間，但那眼神淒涼到讓我沒來由地害怕了起來。我問了幫她諮詢的室長後得知她是一位芭蕾舞者，因為減肥藥的副作用和對體重的偏執，她曾一度衝到車道中尋死。

直到那一刻，我都還在安慰自己沒有嚴重到那個程度，但其實鏡子裡的我露出了和那位芭蕾舞者一樣的眼神。

我因為害怕發胖，所以一天只吃一餐，甚至吃完還會去催吐。即使做到了這個地步，我依然持續感到不安，也開始對這樣的自己感到害怕。我再也無法忽視自己的健康問題，於是最終選擇離開公司。那是在我進這間公司兩年後發生的事。

23歲，減肥強迫症打造出的地獄

因為想找到一份更穩定的工作，我開始念書。然而，不到三個月的時間，我的體重就暴增了十公斤以上。體重大幅上升的原因，不單純只是因為我坐著的時間變長了。

我依然過著節食的生活，但我不會每次吃飽都去催吐。在醫美診所工作的那兩年，我的身體已經習慣了「超節食」的狀態。只要是吃得比以前還要多，身體就會自動把那些食物全部儲存為脂肪（剩餘能量），體重增加的速度當然會遠遠高於吃進肚子裡的食物量。

套句大家常說的話，我當時就是喝水也會胖的狀態。十多年來，我雖然被那永無止境且厭煩的減肥生活壓到喘不過氣來，但我依然不肯放棄，更別說是要集中精神在書本上了。就這樣，我在減肥泥沼中，不斷反覆掙扎著。

後來，家裡的狀況無法繼續支持我念書準備考試，我只好再次準備進入職場賺錢。我到各大醫美診所面試，但因為我實在變得太胖了，所以根本不可能重回醫美診所上班。

★ 那時的我並不漂亮 ★

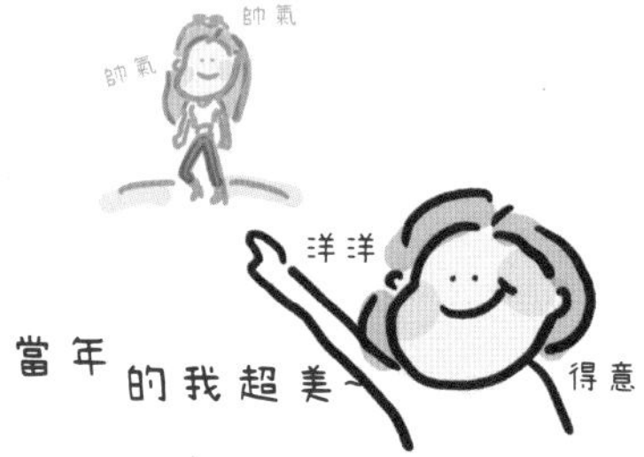
帥氣
帥氣
洋洋
當年的我超美~
得意

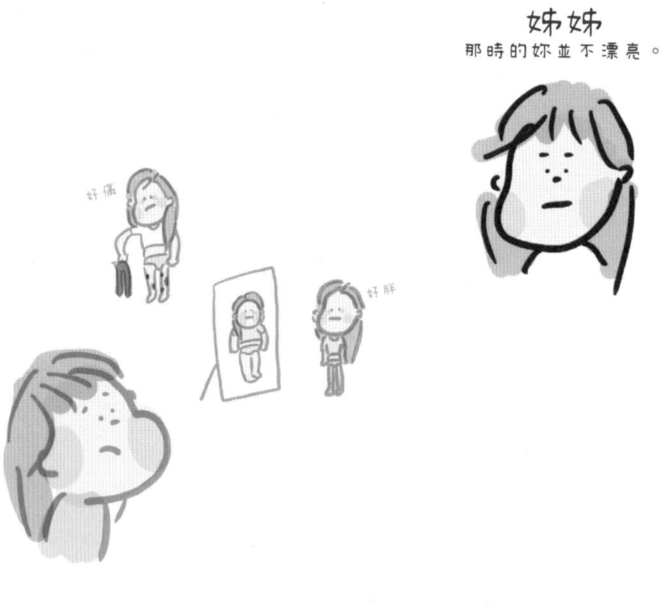
姊姊
那時的妳並不漂亮。
好痛
好胖

那時的姊姊並不漂亮
反而很讓人心疼。

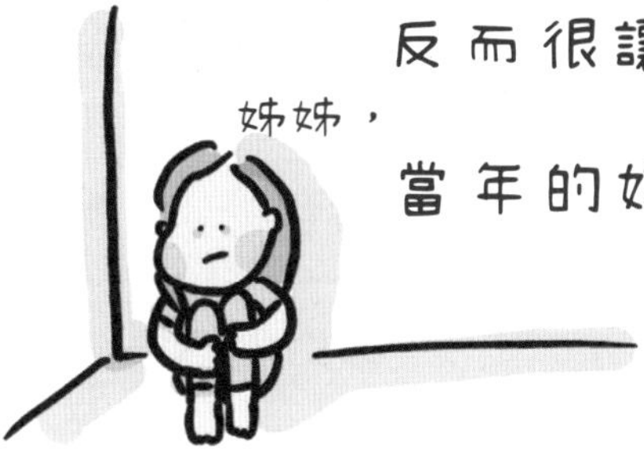

姊姊，
當年的妳真的幸福嗎？

為了湊足減肥的錢，我決定先做一般行政工作。試用期一結束，我就馬上做了大腿抽脂手術。我原本深信著自己一定能再次變美，但手術後的食慾抑制劑完全起不了作用，我的暴食症變得更嚴重了。身體在人為介入下流失了大量脂肪，為了維持原本的身材，體內促進食慾的荷爾蒙隨之暴增。

我無所不用其極地想找回苗條身材，但越是掙扎，我就陷得越深。

就這樣，我困在了自己所打造的地獄中。

25歲，等了十年的一句話「現在這樣也很好」

在意識到自己無法再次變瘦的那一刻，我的自尊心瞬間崩解並直落谷底，每天都活在內疚之中。

25歲的冬天，當我還被困在自己打造的地獄時，我遇到了一個對我說「現在這樣也很好」的男人。雖然這句話根本算不上什麼，但聽到他這麼說以後，我睽違十年吃了一頓沒有去催吐的晚餐。

那天晚上，我似乎有了這些想法。

「這十年來，我為了不發胖而折磨著自己的時候，怎麼從來都沒有人跟我說現在這樣也很好，妳已經夠漂亮了，不用活得這麼辛苦。」

然而，現在回頭看會發現其實有人在擔心著我，也想要勸阻我，一切都只是我自己充耳不聞、視而不見。父母不知道我暗地催吐，只能一臉擔心地看著日漸消瘦的女兒。下班後，我的情緒會變得非常敏感，妹妹總貼心地讓我一人獨處。那群稱呼我「減肥狂」的朋友也好幾次用充滿關心的口氣，叫我別再減肥了。對於這些人的關心，我總是選擇假裝沒看到和沒聽到。

最近我總會用「想當年」這個起手勢，跟妹妹聊起十年前我很瘦的那段時光。在我的記憶中，十年前的我是五官分明的一個瘦子，但在妹妹的記憶中，那時的我非常痛苦，因為乾癬膿皰會害褲襪和衣服全黏在身上，每次催吐完還會紅著雙眼。在她眼裡，我就是個經常渾身不舒服，讓她覺得很心疼的姊姊。

雖然十年前的我為了變瘦變美盡了一切的努力，但那段日子的我根本一點也不漂亮也不幸福。當我被困在自己打造出來的偏執地獄，不願對外界打開心房，總以為自己是孤單一人的那十多年中，其實大家都一直在擔心著我。

那個男人的「現在這樣也很好」成為了一個契機，讓我有機會重新審視那個每天在暴飲暴食和嘔吐之間無限輪迴的可憐自我。在27歲的那個春天，告訴我現在這樣也很好的他成為了願意愛著我所有樣貌的丈夫。

在那一瞬間，一切完美到讓我誤以為從此就會過著幸福快樂的日子。

27歲，覺悟的時候已經來不及了

我原本以為遇到願意愛著真實的我，一起過著幸福快樂結婚生活的男人後，我就能脫離自己所打造的地獄，但沒想到飲食障礙不是那麼簡單的事。等著我的不是完美的幸福結局，而是徹底不幸的開始。

因為我從15歲開始就不斷反覆著暴飲暴食和催吐生活，所以體內荷爾蒙變得極度不穩定，生理期大多也是痛苦萬分。經前症候群造成了大幅的情緒波動和食慾暴增、不規則的生理週期、嚴重到一定得吃止痛藥的生理痛，以及出血量大到不敢出門的程度。

我一直以來都以為這些是理所當然的事情，但到了婚後，我才發現原來這一點都不正常。新婚後沒多久，我的生理期就遲到了兩個月。婚前的我如果遇到這種狀況，自然會覺得這是常有的事，不特別放在心上。婚後的我卻變得非常在意，因為會想說自己是不是「懷孕」了。

我以防萬一驗了孕，驗孕棒上出現了兩條線。雖然老公興奮到不行，但看著驗孕棒上模糊的兩條線，我卻不禁擔心了起來。我抱著既擔心又期待的心情來到了婦產科，在我確認自己沒有懷孕後，醫生告訴了我一個晴天霹靂的消息。根據檢查結果，我的荷爾蒙數值非常不穩定，患有嚴重的多囊性卵巢症候群。若置之不理的話，將來會很難自然懷孕。

「雖然不是現在，但如果放任不管的話，最終會變成不孕症。妳先減肥吧！雖然很難減得下來。」

我到現在都還清楚記得當時醫生那個不經意的表情、口氣和聲音。

對於想要孩子的人來說，可能無法懷孕的這種話等於是死亡宣告。聽到意料之外的話語後，那時的我連一滴眼淚都沒掉。

看著試圖隱藏失落感，努力對著我微笑的老公，我只有感到抱歉。那天我雖然沒哭，但卻病了好幾天。

即便在家自行施打了荷爾蒙針劑，同時吃了口服排卵藥，也沒有解決我的排卵問題。時常出現的消化不良、甲狀腺機能低下、汗皰疹、鼻炎和嚴重乾癬造成的全身搔癢，若沒有藥物輔助的話，我根本睡不著覺。更有許多夜晚，我是在雙腳發麻，腳宛如針刺的狀態下入睡。在這種情況下，我的體重依然持續直線上升。

在我終於認清事實時，我卻早已經失去了太多的東西。原本相信自己會幸福的27歲秋天，我卻想死。

何謂【多囊性卵巢症候群】？

正常情況下，卵巢在每一次的生理週期都會有一個濾泡成熟並排卵。顧名思義，「多囊性」指的就是卵巢一次出現好幾個濾泡。病情嚴重時，濾泡會排成像一整串的葡萄。濾泡數量越多就代表未成熟的濾泡越多，因為無法讓顯性狀態的濾泡進入排卵期，所以有百分之六十以上的**多囊性卵巢症候群**患者會出現排卵障礙和無月經等月經失調的狀況。

雖然現在還不清楚**多囊性卵巢症候群**的發病原因，但大多認為與「遺傳性」和造成荷爾蒙失衡的環境因素等綜合因素有關。

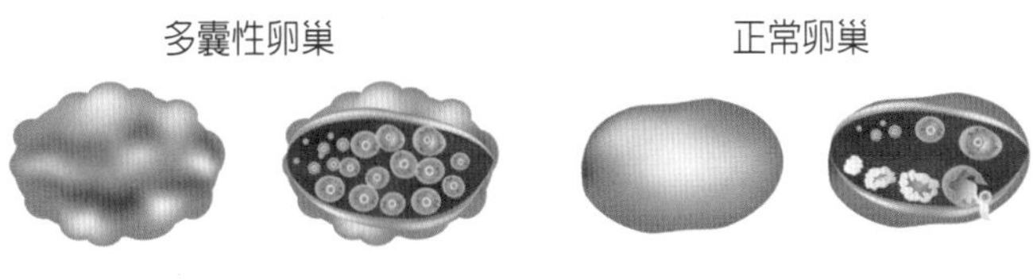

28歲，失去目標的減肥

從醫院回來以後，我行屍走肉了好一陣子。就這樣過了兩個禮拜左右，我才終於有了「要活下去」的想法。那時我的體重暴增至七十公斤快八十公斤，更因為腸絞痛和胃痙攣等經常發生的腸胃疾病，三個月內去了六次急診。

我不想生病，希望能跟大家一樣，無憂無慮地和喜歡的人一起享受美食，並生個可愛的孩子。有了這些想法後，我做的第一件事就是去健康檢查。

健康檢查的結果比我想像的還要悽慘，除了高血脂和高膽固醇的問題，血管年齡比實際年齡還要多了7歲。我滴酒不沾，但卻和喜歡喝酒的50歲大叔一樣有著脂肪肝，結論是我一定得減重才行。

做完健康檢查後，為了活下去，我決定向公司提離職。我不再一天只吃一餐，更下定決心開始規律運動。

就這樣，我又開始減肥了。為了找出「正確」的減肥方法，我見了好幾位教練。大部分的教練們都非常有自信，表示一定會讓我成功減肥。

我變胖的原因是吃得太多，動得太少，甚至還有一個教練信誓旦旦表示能讓我一個月減十公斤以上。除了教練課以外，我幾乎嘗試過所有種類的運動，如：教練安排的居家運動課表、線上課程、皮拉提斯、環狀運動、游泳、爬樓梯、循環式訓練、矯正運動和瑜伽等。我也試過各式各樣的飲食控制菜單，從只吃雞胸肉、地瓜和蔬菜的經典減肥菜單到間歇性斷食、一日一餐、丹麥減肥法、低鹽菜單、排毒果汁、低碳飲食和熱量限制等。

即便如此，我的體重依然停滯不動。只要我開始進行運動和飲食控制，我的身體狀態就會滑落谷底，如：難以正常生活的無力感、睡眠障礙、掉髮和更加頻繁復發的免疫系統疾病。此外，每次運動後，我的臉部總會嚴重泛紅，上半身也會發熱，但手腳冰冷和腹部虛寒的問題卻日趨嚴重。有的教練會說這是身體的適應期，有的教練則說是「瞑眩反應」。我上了各式各樣的課程，短則持續一個月，長則持續六個月左右。

隨著時間流逝，教練看著達不到預期體重的我就會說是我很奇怪。有人指責我努力不夠，都是我的不對。有人會說是我體力太差，沒有辦法跟上課程。我就已經夠難過了，甚至還有人會用挖苦的口氣問我偷吃了什麼。這麼多的專家之中，沒有一個人對我身上出

★ 你偷吃了什麼？★

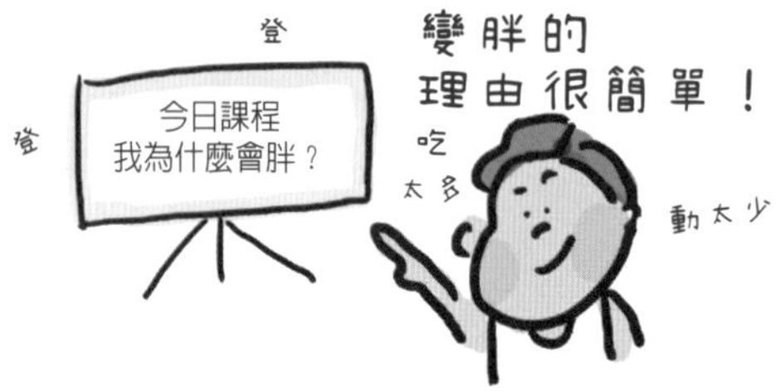

所以從現在開始只要反過來做就可以了。

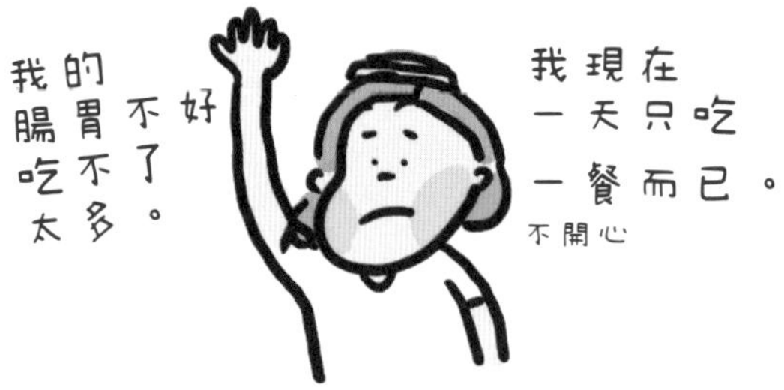

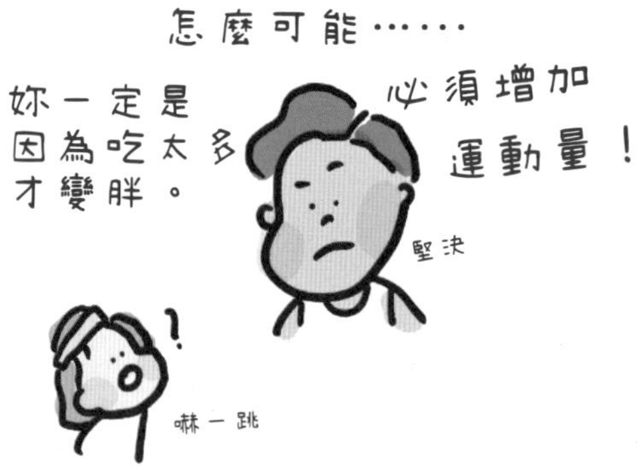

怎麼可能……
妳一定是
因為吃太多
才變胖。
必須增加
運動量！
堅決
?!
嚇一跳

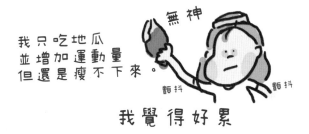

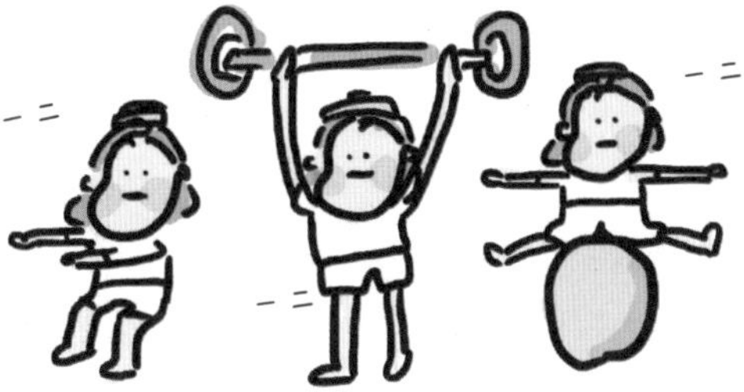

無神
我只吃地瓜
並增加運動量
但還是瘦不下來。
顫抖
顫抖
我覺得好累

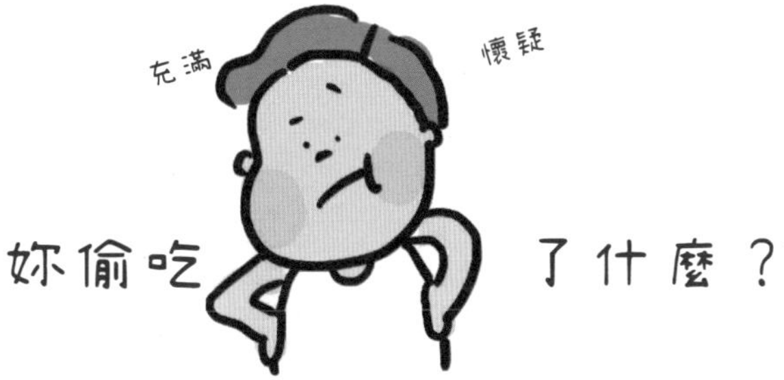
充滿
懷疑
妳偷吃
了什麼？

現的症狀做出回應。

一切的責任都在於我，他們總會怪罪於我不夠努力或我實在是太奇怪。

開始運動應該體力會變好，身體也會變得更輕盈，但我每天早上起床都只覺得越來越辛苦。不管怎麼睡都睡不飽，總是全身無力。沒有安排運動的日子，我經常睡到下午，起床時還要掙扎個老半天。遇到要去運動的日子，我會勉強自己在中午起床，吃雞胸肉、番茄或地瓜之類的減肥食譜再去運動。我平均每天運動兩小時，有時一天甚至會長達三小時。運動完回到家後，我會像昏死一樣再度睡著。

由於減重速度遲緩，所有教練都一致推薦我做空腹有氧運動。在教練的建議下，我不管幾點起床，只要一睜開眼睛就先喝口水，換上運動服，開始踩室內腳踏車。做空腹有氧運動的那些日子，我只要一吃飯就會被疲勞感淹沒，水腫也變得更嚴重了。

那時的我真的是因為體力太差，所以無法適應運動課表嗎？就算是適應期，但全身無力到無法正常生活的程度是正常的嗎？當然不正常，這之中一定出了某些差錯。那時的我雖然不懂，但現在我可以把一切都說得很清楚了。

在反覆執行那些運動和飲食控制菜單時，我忽視了這些運動和菜單的「目標」以及自己當時的「身體狀態」，我就只是被運動給摧殘著。越是乖乖按照專家提出的運動和菜單進行，我的身體就會更加惡化。即便如此，當初卻沒有任何一個人問過我的狀態。

我也沒有問過我自己。不管是教練還是我都不聞不問，單純相信著一切會變好，一切都正在往好方向發展。

29歲，練習跌倒

在意識到過度運動和定型化的減肥菜單不適合我的身體後，我決定中斷荷爾蒙藥劑、類固醇藥膏、高強度運動和減肥菜單。我一停用類固醇藥膏，乾癬就馬上擴散到全身，並開始化膿潰爛。有好一段日子，我全身都發癢到接近疼痛的程度。

在我撐過那段日子，傷口開始結痂後，皮膚也慢慢變得越來越滑順。接下來，我決定一個個改掉錯誤的習慣。首先，我決定開始嘗試「好好吃飯」這件事。

我從改善暴飲暴食後催吐和飲食失調開始，我過去試過各式各樣的方法想改善飲食失調的問題，但都沒有找到解決方法。醫生沒有試著找出原因，只是單純開食慾抑制劑給我。和諮商師談過後，我也只得到「要懂得愛自己」這種不切實際的建議。

我雖然患有飲食障礙症，但是我比任何人都還要愛著自己。飲食障礙症經常會被認為是意志薄弱所造成的。我在進行飲食調整課程時，曾有心理諮商師對我說，飲食障礙症是他覺得諮商困難度很高的其中一種病人。對已經在催吐和暴食之間反覆的飲食失調症患者，他不會干涉這些人的飲食菜單，而是會根據個案的身體狀態轉診到內科或精神科，讓他們取得食慾抑制劑的處方用藥。服用二～三個月的藥後，飲食障礙症似乎會有所好轉，但六個月內又會再復發。精神科醫生也說過，飲食障礙症是相當棘手的疾病之一。

有時飲食障礙的病症似乎好轉了，但很有可能又會因為壓力、睡眠、生理週期或甚至像天氣變化等這種微不足道的因素，讓患者再度開始暴飲暴食。因為飲食障礙會在毫無徵兆的狀態下復發，所以患者自己也無法預測會發生什麼事。

若對菜單做出限制，他們會因為壓力而無法維持太久，最後甚至會變成更嚴重的暴食症。這次我不再草率展開新計畫，而是先問自己「為什麼」。我為什麼會暴飲暴食？我的飲食障礙是心理因素造成的嗎？還是這是身體對我發出的信號？又或者就只是習慣而已？

仔細思考過後，我發現我的暴食症可以被分為兩大類。一種是打從一開始就計畫好的暴食，另一種則是失控暴食。當我遇到壓力等特定因素時，我就會做好暴食的打算。如果非前者的話，我吃東西吃到一半時，有時心中就會出現「啊！不管了」的聲音並失控暴食。

如果是心理因素，我認為短時間內不可能有太大的改善，所以我決定先集中在自己的「身體」上。仔細觀察身體的反應後，我發現了好幾件事，其中一個就是「生理期」。比起選擇低碳水菜單的月分，也就是用地瓜和南瓜這種一般人認為對身體有益的食物取代碳水化合物的作法，當我固定攝取一定分量以上的碳水化合物時，生理期反而會更加規律。

從那一刻起，我開始研究人體需要糖和碳水化合物的原因。當我的身體開始反覆出現同一種症狀時，我就會找出與之相應的原因，進而解決問題。

我抱持著不成功也沒損失的心態，嘗試了網路上的各種方法。在嘗試之前，我會先搜尋關於那個方法的理論基礎，閱讀相關專業書籍或論文，或是請教醫生、教練或是對體質飲食有研究的人們這些相關問題。

我不再像以前一樣一味相信他們的話，或是隨便開始一個新的方法。我會以學習到的知識為基礎，用自己的身體做實驗，然後再進一步學習。

為了滿足咀嚼的慾望，我也曾經嘗試過多吃蔬菜的菜單，但卻因為過於頻繁的拉肚子和腸胃問題宣告失敗，於是我接著學習關於「消化」的知識。

實踐高蛋白飲食後，因為疲勞感暴增，所以我學習了關於「肝功能」的知識。網路上一度流行的每餐餐後都吃點心就不會有補償心理的理論，我也是一樣在嘗試後經歷失敗，於是學習了關於「血糖」的知識。一出現空腹感就喝水，結果水腫變得更嚴重後，我學習了關於「淋巴循環」的知識。隨著飲食菜單改變的生理週期和免疫系統問題，讓我學習了關於「荷爾蒙」的知識。為了「排毒」減肥，我喝了排毒果汁後，體重反而暴增。和朋友一起進行熱量控管，並做同一種運動時，發現兩人減重的速度不一樣後，讓我對「代謝」產生興趣，也開始進一步的研究。

在這些過程中，我經歷了數十次的滑鐵盧。如果失敗就研究新知，再度失敗也不會放棄。反覆這些過程後，我明白了人體每個功能之間都是相關的。

身體循環差時，高強度運動就像是往阻塞的身體灌氣，只會讓身體變得更加腫脹。消化不好時，人體反而會對食物有更強烈的慾望。即便吃飽了，也會出現肚子餓的假訊號。腸胃狀態不好時，吃生菜反而會讓胃不舒服。在我讀懂身體傳達給我的訊息，並做出適當的應對後，我的身體開始出現改變。

上半身燥熱導致頭髮逐漸稀疏，腹部和雙腳冰冷，即使在夏天也得穿襪子睡覺。當我開始仔細觀察身體反應，採取適合的飲食和運動後，冰冷的雙腳開始變暖了。原本四十～六十天才來一次的月經也慢慢回到正常週期，嚴重的生理痛消失得無影無蹤，彷彿根本不曾存在過一樣。

雖然速度很慢，但我這次明確感受到自己朝著正確的方向前進。

★ 我的速度 ★

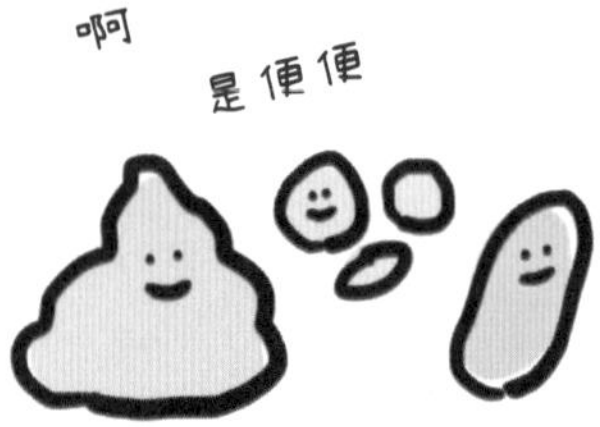

消化和排便正常嗎？

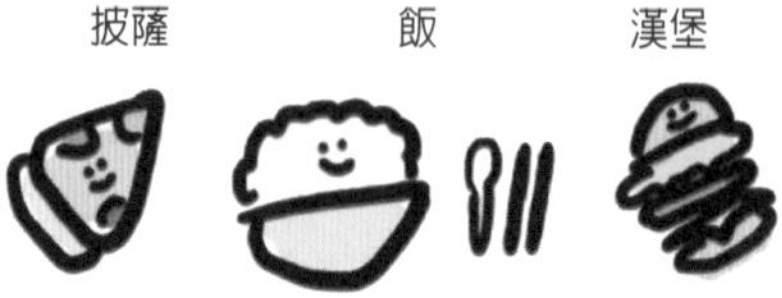

是飲食障礙症？
還是肚子餓的假訊號？

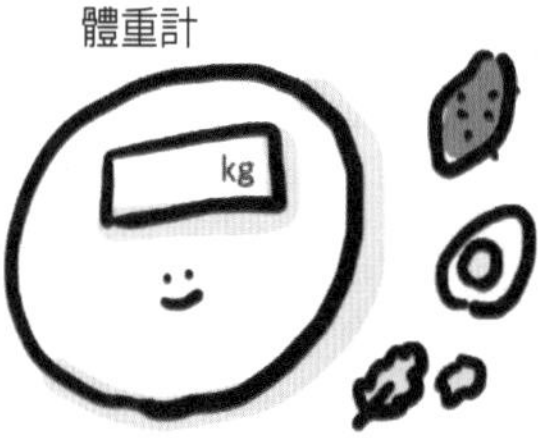

錯誤的減肥方式
持續了多久？

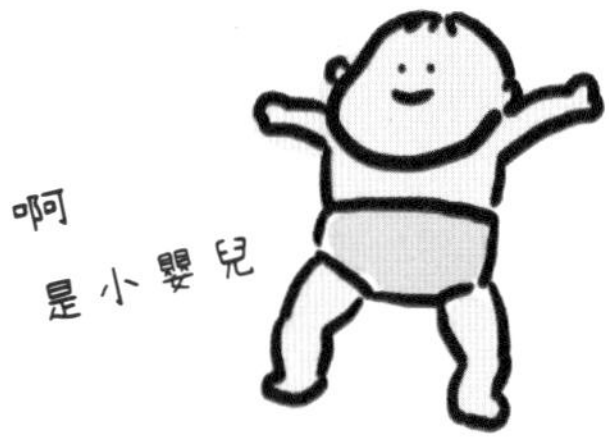

生理期規律嗎？
生理痛嚴重嗎？有生過小孩嗎？

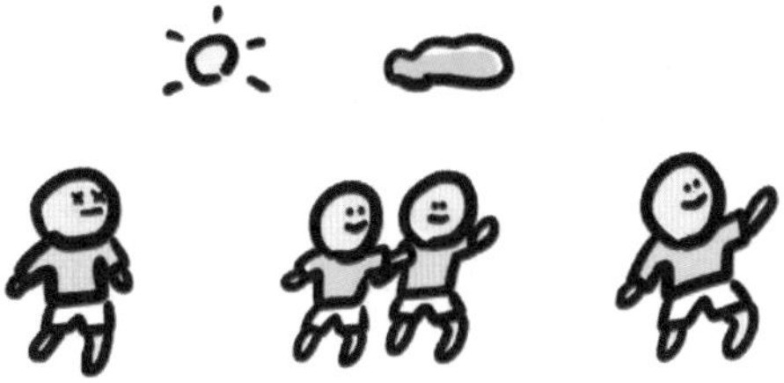

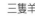

每個人好轉的
速度都不一樣。

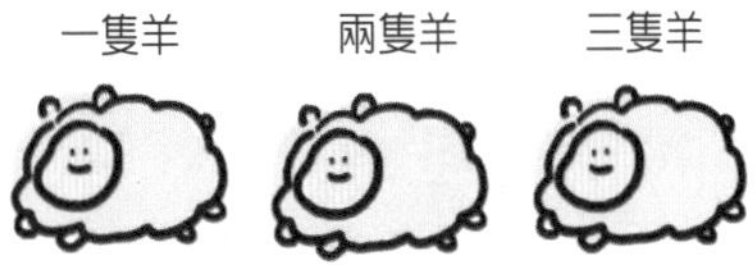

睡眠狀態好嗎？
平常會覺得很累嗎？

令人難過的是，身體好轉的
速度和我的努力不成正比。

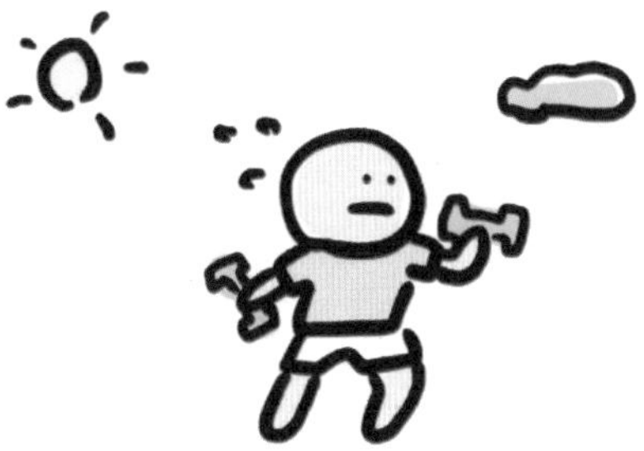

只要朝正確的方向前進，
身體就一定會產生變化。

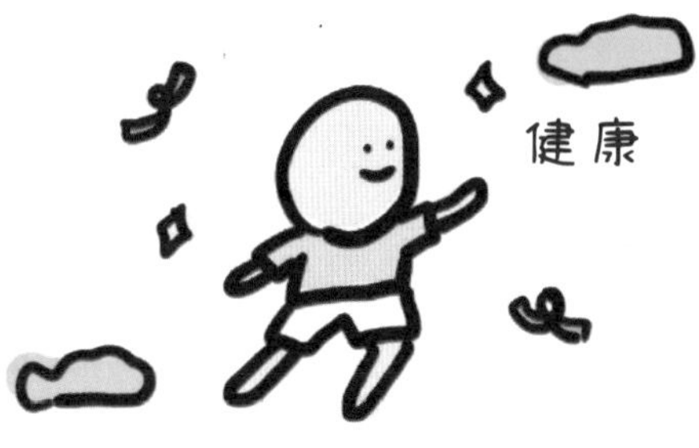

31歲，兩年瘦了二十公斤

我花了兩年多的時間，仔細聆聽身體傳達給我的訊息，同時進行正常的飲食法和運動。在高強度運動和各種減肥菜單下都為之不動的體重，這次我成功減了二十公斤以上，而且沒有損失任何肌肉量。那個折磨著我的全身無力感消失了，原本易怒敏感的個性也變得溫柔了許多。

我終於活得像個人了。一起運動的朋友建議我把運動方式和菜單分享在網路社群上，這也讓我認識了許多跟過去的我很相似的一群人。在自己身上貼上「一輩子減肥」的標籤；因為運動強迫症，每天運動好幾個小時；害怕外出用餐，總是把聚會往後延；勉強執行不適合自己身體狀態的減肥菜單和運動方式。

即便出現月經失調、嚴重經前症候群、生理痛、各種免疫系統疾病和不孕等問題，這些人還是不願意放棄那些折磨著他們的經典減肥菜單和運動方式。

我不是外貌美麗的皮拉提斯老師，也不是肌肉發達的重訓教練，甚至連一張常見的腹肌照都沒有，但卻意外地有非常多人對我的經驗和變化產生共鳴，並且希望能從脫胎換骨後的我身上得到幫助。一開始，我在群組聊天室中免費分享各種飲控食譜。我原本只打算募集十個人，但不到半天的時間就超過了七十人，從申請人數就知道需要幫助的人真的很多。對他們來說，我就是最後一根浮木。最後我幫助了快一百個人，為他們提供短則兩週一次，長則四週一次，總共五次的免費飲食指導。

有些人改善了長期以來的飲食障礙問題，有些人變瘦了，有些人則是改善了月經失調。只是改變了飲食方式，原本被判定為子宮頸癌高危險族群的人，也在三個月內重新取得陰性判定。原本血糖過高的人，數值也回復到正常範圍。甚至，還有人等到了期待已久的寶寶。

有非常多人都跟過去的我一樣生活在地獄中，他們向我伸出了手，而我則是欣然握住了他們的手。在取得飲食指導教練的證書後，我成立了一間工作室，每年為一千多人進行飲食指導。偶爾有人會這樣問我：

「找妳諮詢的都是些什麼樣的人？」

而我的回答永遠都一樣。

「他們都是非常平凡的人。」

他們可能是某人的父母，也可能是某人的女兒或兒子。他們有可能是老師，也有可能是專科醫生，也有可能是你今天早上在上班路上遇到的平凡上班族。他們就是一群普通人。

這些人來自各行各業，也都極其平凡，但卻因為不同症狀感到困擾，而我能做的就是陪著他們一起往前走。

我活過了那一度想尋死的27歲秋天。31歲的春天，我正式成為了一位飲食導師。

34歲，「好好」專注在身體上的方法

現在社會上依然流行著十幾種的減肥方法，專家們也都各自有著不同的主張。然而，最重要的是要專注在自己的身體上。越是專注觀察自己的身體，就越能正確讀懂身體發出的訊號。如果運動和菜單沒有達到預期成效，並不代表我們努力不夠，而是很有可能是身體在告訴我們無法負荷現在的方式。

過去十年以來，我的身體曾不斷發出求救訊號。我雖然逃離了自己所打造的地獄，但身體完整留下了那些我曾經生活在地獄的痕跡。圓肩、烏龜頸、站著時膝窩會向後頂（back knee）、體型歪斜到像是脊椎側彎、只要身體狀況稍微比較差就會復發的鼻炎、汗皰疹、乾癬、唇皰疹等免疫系統疾病、需要持續注意狀況的多囊性卵巢症候群和甲狀腺低下症。

為了收拾身上所留下的悲慘痕跡，我整整花了三年左右的時間才過上一般人的生活。我也曾怨恨過自己為什麼好得這麼慢？也曾想過要放棄，但我最後還是按照我的速度慢慢好轉。我依然患有免疫系統疾病，但不會再像以前一樣，只要一換季或過於勞累就復發，也不會妨礙到我的日常生活。

雖然醫學上認為多囊性卵巢症候群無法完全康復，但在33歲的夏天，醫生說我不再是多囊患者了。34歲的春天，我用比任何人都還健康的身體懷上了雙胞胎。

孕婦常見的孕吐和便祕都沒發生在我身上，而過去一直折騰著我的血糖和甲狀腺數值也沒有出現問題過。曾經那麼盼望，做盡各種努力都沒消沒息的孩子，就在我專注在自己身上後，他們就自然而然地來報到了。

雖然說我的身體已經出現非常多改變，但我相信這並不是終點。我會繼續按照我的方式，跌倒就從錯誤中學習，而現在的我也還在好轉中。

〔Nami 老師，謝謝您！〕

一切的改變，來自飲食控制

趁著回老家一趟，想說來跟您更新一下父母親的狀態。和我擔心的不一樣，父親非常適應新的飲食方法。雖然一開始是為了高血壓才開始飲食控制，但現在的他已經瘦了七～八公斤，用肉眼就能看出他變瘦了，原本令人擔心的後頸肉也變小了許多。據媽媽的說法，父親原本容易激動的個性和會瞬間臉部脹熱的症狀也好轉了很多。母親的體重雖然不像父親減少的那麼多，但一樣是用肉眼就能看出下肢浮腫好轉了非常多。母親更表示自己的肩頸不再那麼疲勞，身體也覺得輕盈了許多。這一切的改變都是來自飲食控制，我雖然在旁親眼見證，但依然覺得難以置信。

父母親都非常感謝老師的幫助。因為他們一輩子都住在鄉下，個性木訥多疑。當初帶他們去找您時，我原本還很擔心。幸好他們比我想像的還要認真執行老師的建議，這也讓我鬆了一口氣。

我以工作忙碌為藉口，沒有好好進行飲食控制。這次回家看到父母的改變後，讓我深深反省了一頓。父親的血壓有稍微變得比較正常，而我也會開始認真進行飲食控制，到時再分享好消息給您。

我會持續為老師禱告。

非常感謝您。

文○○，63歲，男（爸爸）

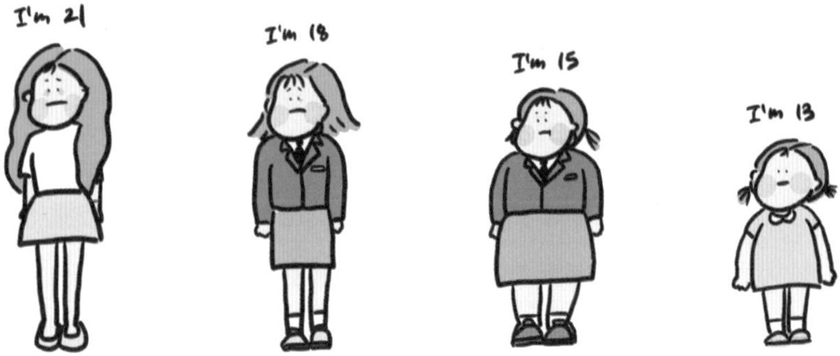

當時的我覺得自己不能再胖下去了，還會偷偷吐掉朋友放到我嘴裡的果凍。

我開始習慣一天要吐兩次。為了一次吐多一點出來，我會故意吃更多的食物。

對我來說，最可怕的不是能用衣服遮住的乾癬，而是無法用衣服遮住的「身材」。

我的生活充斥著食慾抑制劑和減肥韓藥，如果藥吃完了，我就會極度不安。

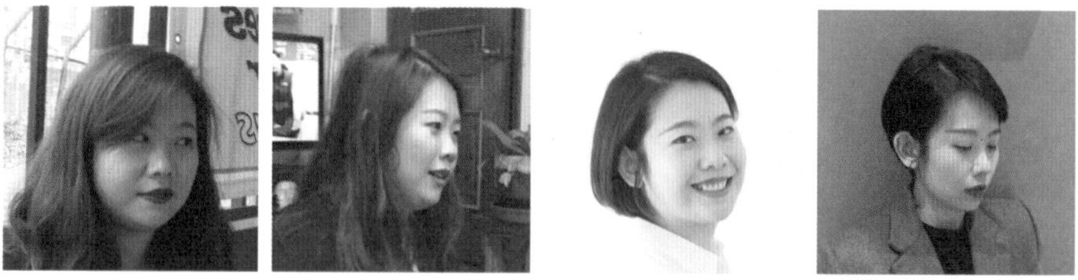

三年以來的變化

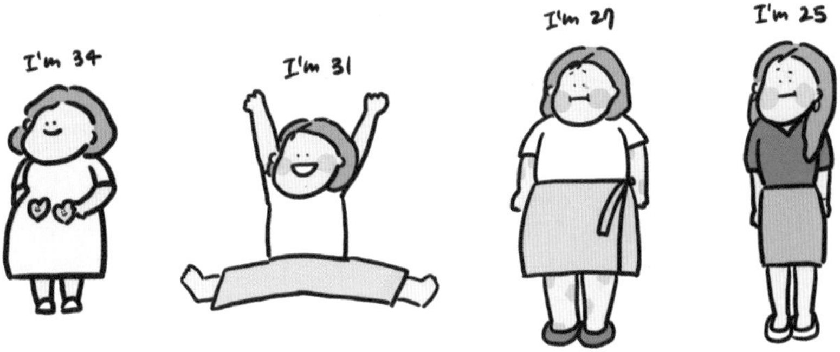

一切完美到讓我誤以為從此就會過著
幸福快樂的日子。

「雖然不是現在，但如果放任不管的話，
最終會變成不孕症。
妳先減肥吧！雖然很難減得下來。」

我終於活得像個人了。

做盡各種努力都沒消息的孩子，
就在我專注在自己身上後，
他們就自然而然地來報到了。

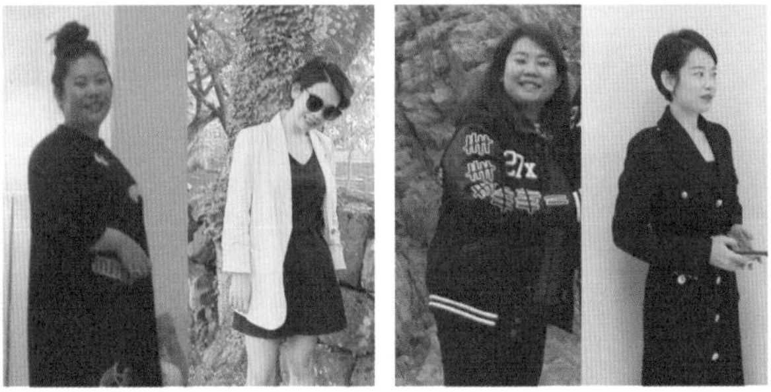

減掉二十公斤的前後對照圖

PART 2

現在我的身體不想要兩公升的水和三小時的運動

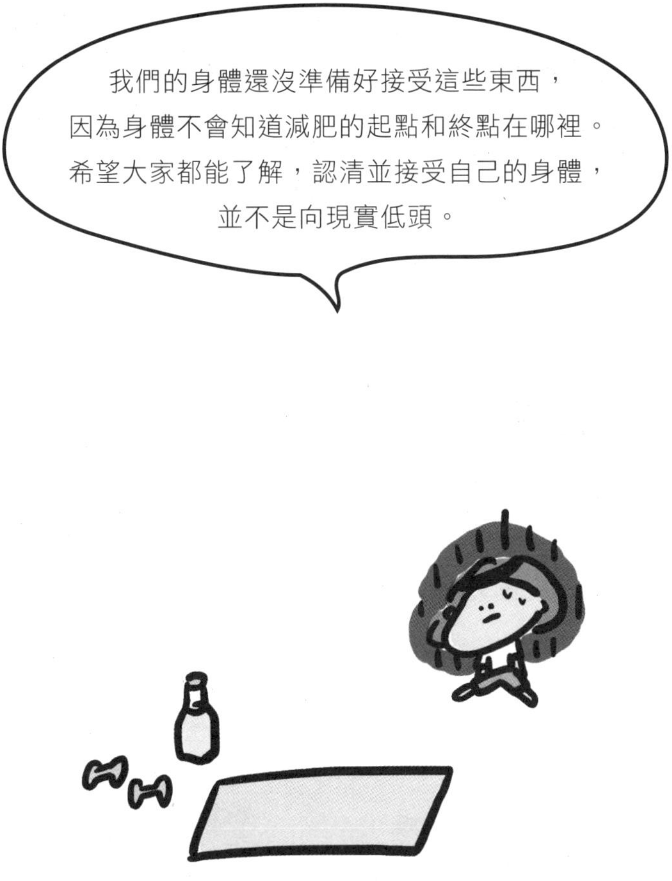
我們的身體還沒準備好接受這些東西，
因為身體不會知道減肥的起點和終點在哪裡。
希望大家都能了解，認清並接受自己的身體，
並不是向現實低頭。

★ 全部的人～都一樣！真的嗎？ ★

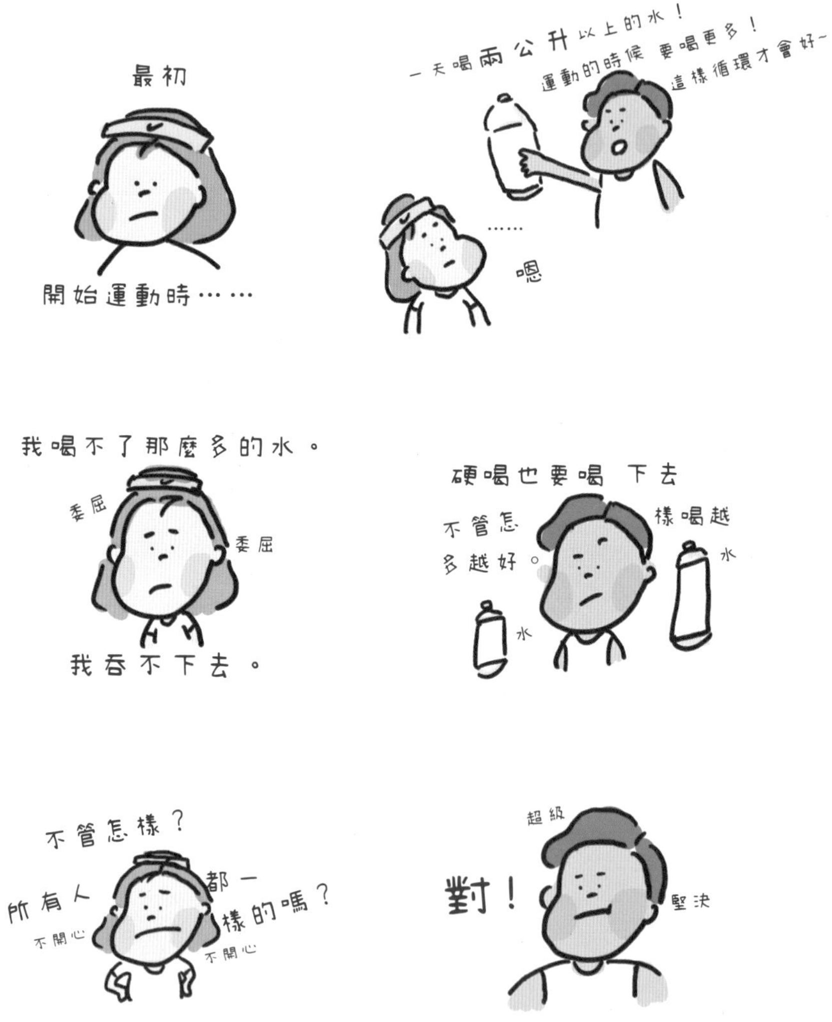
最初
開始運動時……
一天喝兩公升以上的水！
運動的時候 要喝更多！
這樣循環才會好～
……
嗯
我喝不了那麼多的水。
委屈
委屈
我吞不下去。
硬喝也要喝 下去
不管怎樣喝越多越好。
水
水
不管怎樣？
所有人都一樣的嗎？
不開心
不開心
超級
對！
堅決

光喝水也會「胖」

工作室剛開幕的那年夏天特別炎熱，政府幾乎每天都會發出酷暑警報。在炎熱的夏天即將結束之際，一位住在大邱的五十多歲主婦A來找我。帶著滿臉笑容的A女雖然汗流浹背，但依然買了各種水果說要送我。

我問她為什麼特地跑這麼遠來找我諮詢。

「我水腫得太嚴重了。」

A女大嘆了一口氣表示她的水腫很嚴重，甚至差點弄斷戴了好幾年的銀戒指。體重變動幅度大，早晚甚至會差二至三公斤。來這裡之前，她已經試過好幾家知名減肥業者的線上課程指導。

我一問她為何要停止正在進行的線上課程，A女就皺起了眉頭。根據她的說法，線上教練一開始建議她一天喝兩公升的水，但由於早晚水腫嚴重，導致體重上上下下跳動著，最後教練要她一天只能喝五百毫升的水。

由於水分攝取太少，A女每次在運動後都會口渴到非常難受，但教練完全不理會她的反應。然而，即使減少了水分攝取，她的體重依然沒有下降。當A女向教練表達不滿時，教練卻反問她是不是偷吃了菜單規定以外的食物。教練的這個問題徹底傷了A女的心，於是她決定停掉所有課程。雖然已經同時進行運動和飲食控制，但她的水腫也沒有出現太大改善，體重也沒有下降，這些都讓A女飽受壓力，於是她抱持著抓住最後一根救命稻草的心態，親自到首爾找我。

故事說到這裡，我們要注意以下三個重點。

「酷暑、大邱人、五十歲中年婦女」

試問，單純只因為體重變動幅度大和水腫嚴重的這兩個理由，就要求一位五十多歲的中年婦女每天只能喝五百毫升的水，更何況她還是住在大邱，那個每年夏天都創下最高溫紀錄的城市中。這種完全不考慮學員狀態的建議，真的是正確的指導方式嗎？如果喝水就會水腫，比起無條件減少水分的建議，更應該幫助她找出攝取固定水分也不會水腫的方式才對。不是啊~至少也要向學員說明「為什麼」會水腫吧？

在沒有得到正確建議的情況下，A女受了好幾個月的苦。在我提供適合她身體狀況的菜單建議以及不勉強喝水，而是採定量攝取水分的方式後，不過兩個禮拜的時間，A女早晚的體重就穩定了下來。不到兩週，她的體重也跟著下降了。不勉強減少水分攝取，也不用進行減肥菜單，其實只要兩週就能解決A女的困擾。

負責人體循環的淋巴系統

把淋巴想成身體的下水道，我們就會比較容易理解整個概念。由水分組成的淋巴液會沿著淋巴管流動，將老廢物質帶到身體最大的淨化工廠「淋巴結」中。淋巴遍佈全身，它能運送血液搬不動的巨大脂肪和蛋白質到其他細胞和內臟。

細胞和內臟透過淋巴獲得營養素後，老廢物質會再次經由淋巴排出，再次隨著淋巴液流到被稱為人體垃圾桶，也就是體內最大的下水道淋巴結中進行淨化。

當淋巴循環不順時，老廢物質無法抵達淋巴結就會堆積在身體各個角落，有時出現水腫症狀，有時則誘發炎症或疼痛。此外，在循環差的部位，老廢物質和脂肪糾結在一起就會出現我們最討厭的橘皮組織。即便老廢物質順利抵達淋巴結，但當下水道淋巴結的功能不佳時，身體就無法順利排出廢物，進而出現腋窩和鼠蹊部色素沉澱的現象。整體循環不佳時，身體最後就會被毒素汙染。

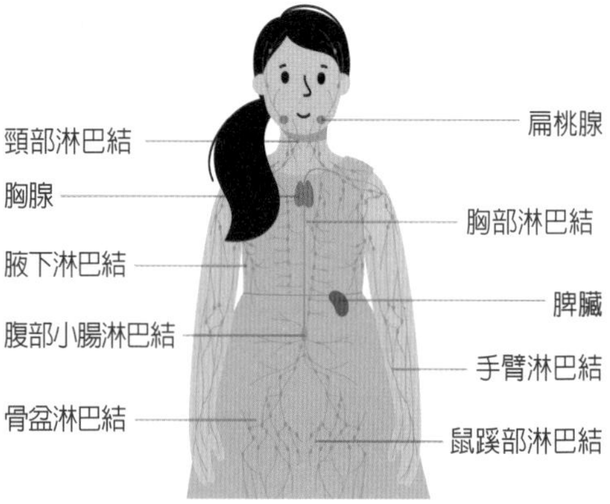

兩公升的水並非是所有人的正確答案

「如果喝水也會胖的話，你就要想想是不是無意識間吃了什麼？」大家應該都看過這種健身房廣告詞。真的沒有光喝水也會胖的人嗎？其實是有的。水不含卡路里，我們不會因為「水」長「肉」，但卻可能因為水造成的浮腫，導致體重增加。

多喝水才會健康，循環會變好，皮膚也會變漂亮，還可以達到增肌減脂的效果，隨便在網路上搜尋就能找到這些強調水重要性的文章。

水的確對身體很好，如果要維持身體健康，我們就必須攝取足量水分。理論上，人體百分之七十以上都是水分，一半集中在肌肉裡，這些文章說的也沒錯。減肥時，如果要防止肌肉流失，並且增加肌肉量的話，人體就一定需要水分。我從來就沒有否認過水的重要性，人體由百分之七十五的水和百分之二十五的鹽分所組成，特別是百分之八十的大腦都是由水所組成，水當然很重要。

但所有人都需要一天喝兩公升的水嗎？這真的是唯一正解嗎？我想討論的是「順序」，而不是強迫大家攝取一樣的水量。因為水很重要，所以我們才更應該用正確的方式攝取水分。我們不應該強迫所有人都喝兩公升的水，而是要慢慢打造出一個能和水和平共處的身體。

一旦開始減肥，大部分的人會將水、菜單、運動和其他瑣碎的習慣都納入計畫中，但我們的身體卻還沒準備好接受這些東西，因為身體不會知道減肥的起點和終點在哪裡。

有些人甚至會為了達到每日規定的水量，一次勉強自己喝下大量的水。像這樣大口灌進身體裡的兩公升水，真的能幫助增肌、循環和減重嗎？

如果進到身體裡的水無法順暢流動，反而和老廢物質一起卡在體內呢？如果我的身體不想要一次接受那麼多水分呢？

腸胃功能不好或是循環差的人其實對水不會有太大的慾望，也不常感到口渴。對情況嚴重者來說，「喝水」是一件辛苦的事，有的人甚至還會覺得噁心。

如果你已經每天喝兩公升的水，卻還是無法改善水腫和手腳冰冷的症狀，覺得身體沉甸甸，體重反而上升，早上起來覺得極度疲累的話，這就代表身體循環出了問題。

別再往阻塞的下水道灌水

那麼因為下水道阻塞導致淋巴循環不佳，患有循環障礙的人應該怎麼喝水呢？

符合身體需求的水分攝取量

（身高＋體重）身體一天所需的水分攝取量（公升）

只要上網就可以輕鬆找到上面這個計算身體每天所需水量的公式。以成人為基準，只要不是過度肥胖或是特別高大，算出來的攝取量大多會落在兩公升上下。因此，電視節目和網路上才會強調「一天兩公升」，建議大家多喝水。

在幫學員諮詢或上課時，每次只要一提到這個公式，我就會在後面補充一句話。

「不要突然增加水量。」

大部分的人聽到我這麼說都會覺得莫名其妙，大家都說多喝水好，為什麼我卻叫他們不要增加水量？這也難怪他們會想質疑我或反駁我的觀點。

實際上，我也遇過一些不願意減少水量而堅持己見的人。那是工作室開幕第一個月時，我所遇到的事情。課程一結束，一名二十多歲的B女來找我，說她試了好久都沒有懷孕。根據她的自我介紹，韓醫診所的醫生說她身體虛寒，所以不容易懷上孩子，這讓她感到相當擔心。她報名我課程的目的是希望能改善冰冷症狀和減輕體重，然後健康懷上孩子。

上完課的B女一臉興奮地說，她平常的煩惱都找到了解答，並相信自己馬上就能成功懷孕，不久的將來就能告訴我好消息，她就這樣充滿幹勁地離開我的工作室。

過了一個月左右，B女意志消沉地出現在我面前。她說自己很認真執行飲食控制和運動計畫，但手腳冰冷的症狀卻絲毫沒有改善，覺得還是需要接受我的額外指導。

從那天開始，我對B女進行了一週的一對一指導。在那個禮拜，我每天確認她的飲食菜單，飯後的消化狀態和排便情形。每天的身體狀態包含水腫和各種特殊事項，最後則是睡眠狀態（睡眠時間和自己感覺到的睡眠品質等）。

用不著兩三天，我就發現B女的問題出在「水」上。她手腳冰冷的症狀非常嚴重，甚至在夏天也得穿襪子，但上半身卻經常感到燥熱。B女把注意力全放在手腳冰冷上，無視身體發出的其他訊息。因為大家都說起床後空腹喝水有益健康，所以即便感到噁心，每天早上她一睜開眼就會大口大口喝下五百毫升以上的水。她甚至還設置鬧鐘，就只為了一天能喝到兩公升的水。於是，我建議她每天水量減至一公升，遇到活動量大且體溫高的日子，就盡量不要喝熱水或熱茶。

B女無視自己的循環問題，因為一心只想解決「冰冷」問題，所以一整天都喝著熱水或熱茶。我給予她相反的建議，原本早上一次喝光的五百毫升改成在上午分批喝掉，以前定鬧鐘勉強自己喝掉的水量調整為一公升。活動量大且體溫高的時候，盡量不要喝熱水或熱茶。

改變了喝水的小習慣後，B女身上發生了許多變化。水分攝取量變少，原本因為水腫會大幅波動的體重穩定了下來。原本不時會讓她感到尷尬，肚子發出聲響的次數也減少了許多。原本連在夏天都要穿襪子才睡得著，嚴重冰冷的手腳也開始暖了起來。才過了一個禮拜，她的身體就出現了這些改變。

身體有了這些改變後，B女終於成功懷孕，並生了一個漂亮的孩子。水和飲食控制都一樣，即使其他人覺得好，只要不適合自己的身體就可能會成為我的毒藥。如果原本沒有習慣喝水，有一天卻突然開始喝兩公升的水，身體真的有辦法適應嗎？如果公司沒有事前預告就突然派給你大量的工作，你有辦法一次處理完那麼多的事嗎？

不管水是再怎麼好的東西，如果猛然倒入大量的水分，身體就會因為無法適應而出現各種副作用。因此，我們必須專注在身體發出的訊息上，幫助自己慢慢適應水分。

這個過程被我形容成和身體之間的「溝通」。

不會水腫的喝水法

一規則1一最初四週維持原本的水分攝取量

有的時候狂灌水，有的時候一天又喝不到五百毫升的水，原本有著這種生活習慣的人若是考慮到減重和身體健康等因素，該做的不是突然大幅增加水量，強迫自己一天喝兩至三公升的水，而是應該讓身體習慣喝下固定分量的水，提供一段「適應期」。

首先，我們要設定每日的水分攝取量。請依據自己平時的習慣做調整，不要超過太多即可。

前四週的水分攝取量

+ 平常水喝得非常少：800mL
+ 平時約攝取1L左右時：800mL～1L
+ 平時約攝取1.5L左右時：1～1.2L
+ 平時約攝取2L以上時：1.5~2L

—規則2— 一小時內，不要喝超過兩百毫升的水

理由很簡單。現在身體裡的下水道阻塞了，一次灌入大量的水到塞住的下水道時，也不會打通下水道。這個作法反而會讓水積在身體各處，出現水腫症狀，甚至逆流而上。這也是為什麼有些循環差的人喝完水後會出現乾嘔症狀。

因此為了讓阻塞的下水道能慢慢流動，我們最好每次都小口喝水。以一公升的水為例，比起一次喝五百毫升分兩次喝，一次喝一百毫升分十次喝的人循環會更加順暢。

—規則3— 比起上午，不如集中在下午

比起上午，身體真正消耗能量的時間是在中午到晚上之間，需要的水分也會更多。

起床後到午餐前，我建議可以按照上午五：下午七的比例。如果覺得有困難的話，可以調整為上午五：下午五的比例。

—例子—

一天喝一公升的水

時段	水量
起床～中餐	三百至五百毫升
中餐～就寢	五百至七百毫升

規則4—和身體「溝通」，每天多喝兩百毫升的水

度過前四個禮拜後，我們就可以慢慢開始調整水量。調整水量時，比起一次增加很多，我建議可以用每天多喝兩百毫升，緩慢進行調整。此外，在增加水分的過程，身體可能會出現水腫，手腳冰冷變嚴重，早上起來身體變沉重，或只有上半身覺得燥熱等各種循環障礙的症狀。

當身體出現這種反應時，請先暫停增加水量，做一些幫助身體適應水分的活動，如：散步、淋巴按摩、身體伸展和呼吸等運動，增加身體活動量。

過了一個禮拜後，身體適應新的水量後，副作用就會跟著減少。確認過身體反應

後，我們再重新開始每天增加兩百毫升，最後達到身體所需攝取量即可。

—例子—

前四週（適應階段）	維持一公升	水腫 體重變化 手腳冰冷 腹部鼓脹
四週＋一天（開始增加）	一公升＋兩百毫升	×水腫 ×體重變化 ×手腳冰冷 ×腹部鼓脹
四週＋兩天	一點二公升＋兩百毫升	○水腫 ○體重變化 ×手腳冰冷 ×腹部鼓脹
維持一週	維持一點四公升	確認這一週身體的變化
一週後	一點六公升＋兩百毫升	×水腫 ×體重變化 ×手腳冰冷 ×腹部鼓脹

※只確認水腫、體重變化、手腳冰冷和腹部鼓脹四個症狀，當沒有出現異常反應時，就往下一個階段前進。

喝哪種水？什麼時候喝？

關於水的溫度，各方說法都不一，我認為最好的方式是按照「體質」做不同的選擇。因為每個人的體溫和循環狀態都不一樣，所以我無法接受要求每個人都喝熱水的說法。

如同我們常說熱性體質不適合吃人參，因為會「火上加油」。喝水也是一樣的道理，我們必須依照每個人的循環狀態和體質調整。燥熱多汗體質的人在睡覺期間，身體也會流汗，進而排出大量水分。

在這個狀態下，如果一起床馬上喝熱水，汗腺受到刺激打開，身體會流失更多水分。這種體質的人早上起床補充水分時，最好是喝溫水或涼一點的水，開始新的一天。日常補充水分時，也不需刻意喝熱水，和剛起床時一樣，喝常溫水或冷水即可。

如果經常覺得燥熱，但卻因為身體循環差導致熱氣集中在上半身，出現腹部冰冷或手腳冰冷症狀的人，建議可以在循環較慢的上午和傍晚喝常溫水或熱水，活動量較多的時候則喝常溫水或冷水。

如果身體覺得虛寒，當然喝熱水最好。

也有很多人會問，吃飯時需不需要限制水分？關於這點，我認為吃飯不需特別限制水分攝取。以前的理論認為邊吃飯邊喝水會稀釋掉胃酸，阻礙腸胃消化，所以才會有吃飯不該喝水的說法。然而，現代人大部分水分攝取量不足，胃酸過於黏稠無法發揮作用，所以邊吃邊喝少量的水有利胃酸作用的理論，目前更受大眾認同。

不過，攝取過量水分時，依然會影響到腸胃，導致消化不良。飯前、飯中和飯後的水分攝取量，我建議維持在可以潤潤喉的一百至兩百毫升即可。

因為覺得熱就喝全冰的飲料或冰水，對身體

「油膩飲食（脂肪量多）＋冷飲」組合的副作用

+ 油脂凝結附著在血管上
+ 妨礙消化、循環
+ 循環沒排掉的老廢物質和油脂一起凝固
+ 循環障礙
+ 水腫、體重上升
+ 進入惡性循環

當然不好。理論上來說，體溫變低，人體的基礎代謝率就會減少百分之十二。因此，體溫越低就越容易胖的說法也是有道理。一吃完油膩食物就馬上喝冷飲或冰水的話，進到體內的油脂就會跟五花肉油脂一樣凝固，妨礙體內循環。

因此，我建議最好改掉一吃完油膩食物就喝冷飲或點心的習慣。

運動真的能治百病嗎？

工作室正式開幕之前，我曾經對外進行過線上指導。當時我預計收十名學員，但不到半天就有接近七十人報名，每個人都因為各自的問題苦惱著。我選人的方式不是按照報名的先後順序，而是根據每個人的故事找出和我方向相同的人。

選拔標準非常清楚。我要的不是那些可以輕易看出效果的人，我找的是那些極度渴望改變，過得比其他人更加辛苦的人。最後被我選上的大多有健康問題，有些是飲食障礙症、憂鬱症或恐慌症，有些則有不孕或月經週期過長的問題。我按照自己的標準，排出了一個優先順序。

在選擇學員的過程中，我收到了一封以「請救救我」為開頭，散發著迫切感的訊息。根據C女的自我介紹，她是一位三十歲後段班，有著一個孩子的平凡媽媽。原本她是徹頭徹尾的不婚主義者，把所有的精力投注在工作上，但卻命運般的遇見了一位讓她對結婚起心動念的男子。現在的她是一位妻子，也是一個孩子的媽媽。

令人惋惜的是聽起來幸福快樂的故事，最後卻一點也不幸福。C女的丈夫比她小將近十歲，因此男方家人極度反對這樁婚事。兩人先上車後補票，懷上了孩子。他們雖然順利結婚了，但因為女生子宮機能差，懷孕初期因為子宮異常出血有流產風險，中後期則有早產風險，這讓C女度過了一段辛苦的日子。

她為了保住孩子，離開了原本的公司。懷孕過程中，除了上廁所以外，她都躺在床上。龍鳳湯（鯉魚和雞肉一起熬煮的湯）、鯉魚汁、黑山羊汁等，只要是對身體有益的食物都來者不拒。經歷百番折騰後，她生下了一個漂亮的女兒，但孕期胖的那三十公斤，產後卻一直減不下來。

產後十個月，C女依然比懷孕前還要重二十五公斤，同時也得了產後憂鬱症。

「孕期的那十個月，我盡一切努力保住了我的女兒，但是孩子生出來了以後，我卻覺得自己悲慘落魄。」

C女並非一生完孩子就得產後憂鬱症。生完孩子後，她試圖用各種方法減重。老公覺得她獨自運動太辛苦，下班後會陪她一起在家運動。為了讓妻子能有時間照顧自己，丈夫付出了相當多的努力。

那麼，C女的憂鬱症為何會如此嚴重呢？

理由很簡單，因為沒有看到任何改變。她雖然和老公一起在家運動，但男生身體出現的變化來得比女生還要快。老公身上肥肉減得差不多，開始長出一些小肌肉時，她決定放棄和老公一起運動的習慣。看著老公快速的改變，自己卻沒有任何變化，這讓她感到百般痛苦。放棄和老公一起的運動後，C女雖然開始了高強度運動課程，但她的身體卻一直很不舒服。

「如果沒有生孩子的話……」

三不五時出現在腦海裡的這個想法折磨著她，讓她覺得對不起孩子。為了早日脫離這個情況，她更加執著在運動上。C女形容自己就像生活在地獄裡。

我決定幫助C女，但有一個前提。

「停止目前所有的運動課程。」

聽到我的條件後，C女向我苦苦哀求，她擔心停止所有運動後，體重萬一又飆升，她到時真的會想死，幸好她最後還是按照我的計畫進行。她放下執著，停止高強度的運動。開始好好吃飯後，十個月以來為之不動的體重開始下降了。透過正確的飲食方式，她在兩個月內減掉了十公斤。C女也擺脫了原本折磨著她的憂鬱症狀，重新找回充滿活力的自我。

大家都說少吃多動就能健康減重，但這並不適用於所有人。

對受產後憂鬱和慢性疲勞折磨的C女來說，高強度運動和節食菜單不是正確作法。在消化、循環和荷爾蒙不穩定的狀態下，我們的身體不會消耗脂肪作為能量。因此，如果真的想要健康減重，我們就不應該一股腦聽信他人說法，執著於節食菜單或高強度運動，而是應該選擇適合自己的飲食方式和運動，把身體變成適合減肥的「狀態」。

只有身體穩定下來，才有辦法真正健康地減去體重。

★ 不是運動，是酷刑 ★

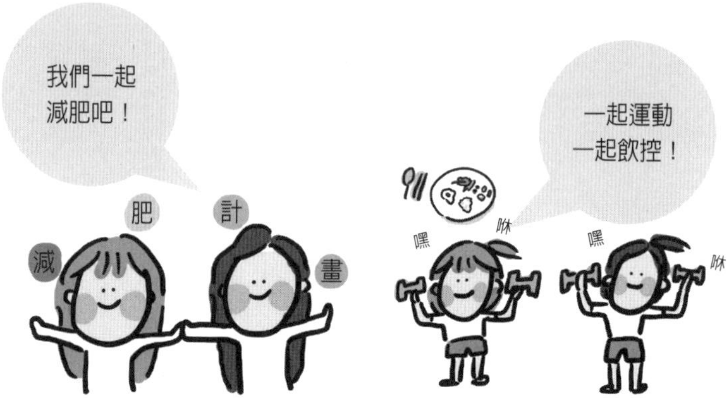
我們一起
減肥吧！
減
肥
計
畫
一起運動
一起飲控！
嘿
咻
嘿
咻

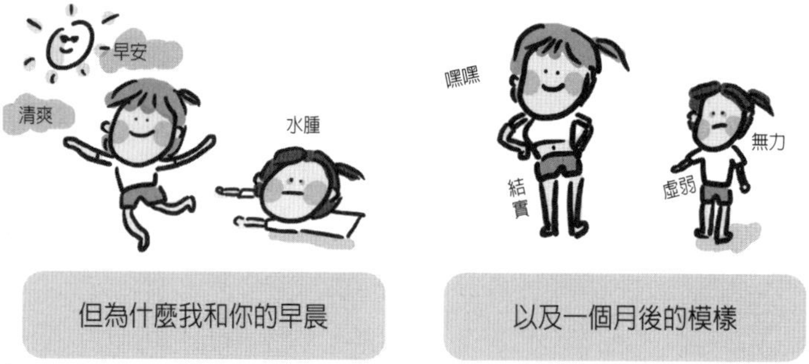
早安
清爽
水腫
但為什麼我和你的早晨
嘿嘿
結
實
無力
虛弱
以及一個月後的模樣

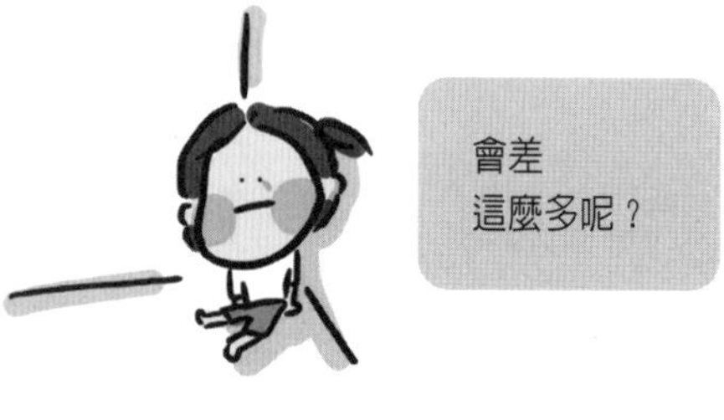
會差
這麼多呢？

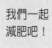

適合身體狀態的運動方式

現在的我雖然能夠認清現實，並樂於接受一切，但過去的我也曾經覺得認清現實等於是向現實低頭。

過去的我不懂得考慮自己的體力和觀察身體狀態，只是一味追逐著心中的那個夢想目標。社群網站上以曼妙身材走紅的網美，有著精實肌肉的運動講師，還有任誰都覺得他們很美麗的藝人，以上這些都曾是我瘋狂運動後想達成的最終目標。

「沒有比苗條身材更甜美的東西。」

「運動的時候，要拚死拚活。吃的時候，別餓死就好。」

「人生分為胖和不胖的兩種時期。」

那個時候，我的手機畫面都是這些藝人的減肥名言和刺激減肥決心的照片。我拚命想成為他們那種人，和他們做一樣的運動，我以為只要夠勤勞運動，吃得夠少就能達到期待的效果，但實際上卻不是這麼一回事。我開始怪自己意志不夠堅強，總是感到挫折。

開始幫大家諮詢後，我遇到了許多跟過去的我一樣，總是追求著心中夢想目標的人。

「如果想變得跟他一樣瘦，我需要花多久的時間？」

「聽說這個人是這樣運動，我只要照做就行了吧？」

「聽說有人空腹運動瘦了十公斤，我也可以嗎？」

大家都想要快點看到改變，成為心中渴望的夢想目標，但他們都跟過去的我一樣，完全沒有考慮到自身的狀況。

如果想透過運動減肥，比起了解其他人做什麼運動，運動幾小時這種問題，我們最需要了解的是自己的身體狀態。如果現在的身體沒有餘力負荷高強度運動，我們就必須認清現況，按部就班配合自己身體的速度前進。

運動很健康，我並不否認這一點。我在意的是那些千篇一律，沒有考慮到個人身體狀態的運動計畫。循環差的身體接受高強度運動時，等於是朝堵塞的身體灌氣。如果運動後的身體變得更腫，或是下腹和手腳冰冷的狀態沒有任何改善，你很有可能就正在朝堵塞的身體灌氣。

身體能量不足時，硬做的運動很難見效。增肌減脂都會消耗身體能量，所以當狀況不穩時，身體不會消耗能量在增肌減脂上。

如果你現在運動後會出現日常生活無力和疲勞感，代表目前進行的運動已經超過身體所能負擔的狀態。請根據身體反應，降低運動強度或時間。

運動後覺得舒爽是因為運動會短暫促進「血液」循環，所以我們要觀察的不是剛運動完的感受，而是日常生活或第二天上午的身體反應。

舉例來說，空腹運動後，工作時是否會覺得睏？下班運動完回家後，會不會累到昏睡？運動後的隔天早晨是否出現嚴重疲勞感或水腫？如果有出現這些狀況，代表運動時燃燒的不是脂肪，而是強行從疲倦的身軀奪取能量。身體被剝奪能量後會變成儲糧型的體質，這就是為什麼我們雖然能靠高強度運動減重，但一停止運動，體重就會再度上升的原因。

運動後，如果出現全身無力、水腫、疲勞（想睡覺）、燥熱、想吃甜食或假性飢餓的情況，代表你在做的運動已經超出身體負擔範圍，最好按照身體狀況調整運動時間、強度和次數等。我們必須時刻觀察身體狀態，選擇適合身體速度的方式才能得到真正的改變。

我希望大家都能了解，認清並接受自己的身體狀況並不是在向現實低頭，而是為了朝正確道路前進的最佳方法。

四週內，找出適合自己身體的運動強度

階段	運動種類	運動例子	確認清單
第一週 準備階段	散步 伸展 按摩	散步三十~四十分鐘 各部位伸展 各部位自我按摩 滾筒按摩	□身體僵硬度 □水腫狀態 □腹部／手腳冰冷
第二週 起動階段	輕鬆有氧	散步四十~六十分鐘 踩室內腳踏車	□水腫 □腹部／手腳冰冷症狀 □燥熱 □日常生活感到疲勞 ※注意事項 ①運動前後出現以上反應時，降低運動強度和時間！ ②肌力運動建議找專家指導！
第三週 加速階段	會喘的有氧運動 徒手肌力訓練	快走 慢跑 深蹲 弓箭步	
第四週 燃燒階段	有氧／無氧全身運動 小道具肌力運動 肌耐力運動	爬樓梯 慢速波比跳 平板式 各部位彈力繩運動	

比運動還重要，一天三次的淋巴按摩

身體循環分為血液循環和淋巴循環。淋巴負責搬運分解後的脂肪，所以又被稱為脂肪道路或油脂道路。淋巴循環受阻時，脂肪就會更容易堆積在身體裡。

血液能夠靠心臟跳動來循環，但淋巴只能透過運動或活動時，身體肌肉的收縮和呼吸形成的「壓力」來流動。

健身房的教練經常會要求學員同時進行有氧運動和肌力運動。若身體循環緩慢，這種運動方式等於是朝堵塞的身體灌氣。運動過後，如果水腫變得更嚴重或上半身感到燥熱的話，與其做那些超出身體負荷的運動，不如在身體適應飲食控制的過程中，先以「外部刺激」即淋巴按摩的方式促進身體循環。

然而，光靠按摩很難改善我們身體的循環障礙。體內廢物大多是因為身體無法正常消化食物所留下的，因此若要改善循環問題，我們必須同時改變飲食習慣。

早上：頸部淋巴按摩

早晨版本的淋巴按摩是可以快速完成，著重在「頸部」四周的按摩。睡覺時，淋巴會持續循環，清理整天累積下來的老廢物質。經過一整晚的清理，老廢物質會聚集在淋巴結，特別是位於頸部周圍的淋巴結。因為淋巴液進入心臟之前，最後一個休息站就在脖子。

早晨按摩重點在於放鬆頸部，這麼做除了可以清空睡眠期間堆積的老廢物質外，更可以活絡因為睡眠而變得遲緩的淋巴循環。

中午：伸展烏龜頸、後頸按摩、斜方肌按摩

大部分的上班族因為長時間久坐，肩膀和後頸部會感到僵硬。坐著時，微微駝背的姿勢導致腹部肌肉收縮，可

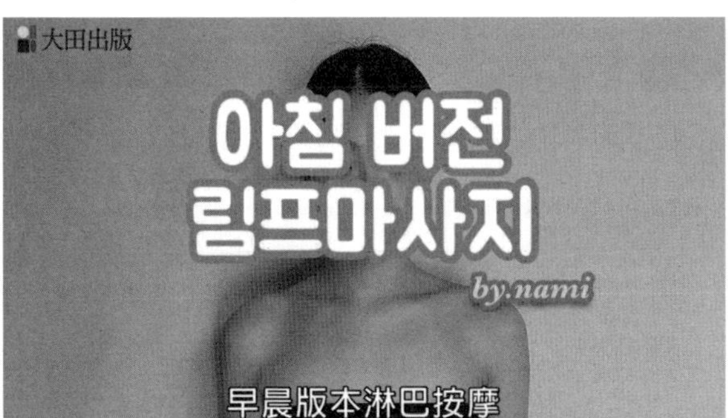
大田出版
아침 버전
림프마사지
by.nami
早晨版本淋巴按摩

影片QR Code

能會出現消化不良的狀況。因此，我建議在中午鬆開容易感到僵硬的頸部、肩膀、後頸和斜方肌。

後頸和斜方肌的部位不是淋巴按摩，是為了鬆開緊繃肌肉所做的肌肉按摩。按壓過程可以依照個人狀態自行調整力道。

進行順序：烏龜頸伸展運動→後頸按摩→斜方肌按摩

①烏龜頸伸展運動

脖子能夠往前後左右四個方向伸展是一件非常重要的事，以前很多人會建議做脖子畫圓的伸展運動，但對於有頸椎前置和烏龜頸等頸椎問題的人來說，過度轉動頭部的動作有可能會導致頸部周圍的肌肉受傷。

因為肩頸周圍的肌肉比想像中的還要脆弱，所以我們不需要勉強自己跟著動作去做，重點是要用良好的姿勢慢慢做出正確動作。

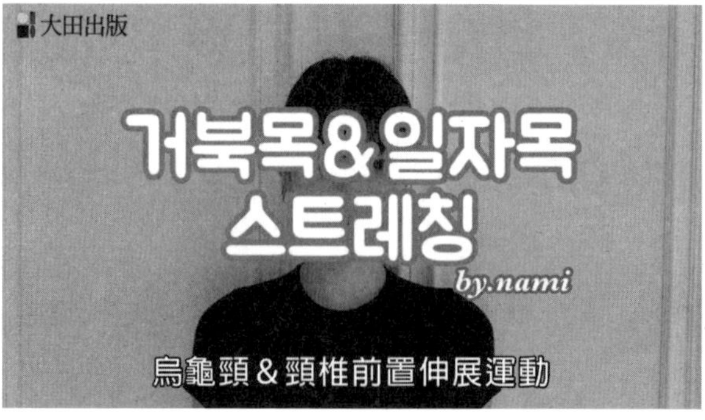

影片QR Code

②後頸按摩

只要好好鬆開後頸部的肌肉，身體就能順暢地把氧氣供應到腦部，可以緩解頭痛、後頸緊繃、眼睛痠痛、眼睛疲勞和眼球乾燥等症狀。

③斜方肌按摩

斜方肌是一條從後腦勺延伸到背部中央的肌肉，所以沒辦法只靠按摩或伸展就達到完全放鬆的效果，必須同時搭配符合體型的運動。

我們沒辦法在短時間內改變體型，所以必須根據當下的狀況，放鬆身體緊繃的肌肉。一旦上半身因為駝背或體型造成循環阻塞，身體背面如：手臂後方、內衣肩帶和背部等部位就容易長肉，正面部位則會影響胸部發育。

不過，手臂後方的循環本來就較為遲緩，像這種不常被觸碰到的部位，我們最好提醒自己要不時地揉捏，給予

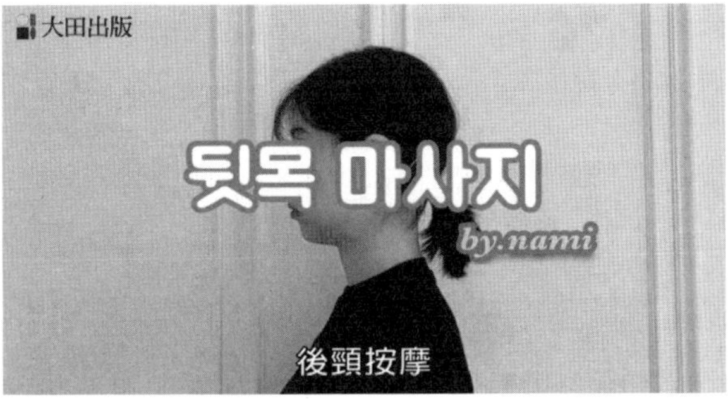

影片QR Code

多一點的刺激。

晚上：小腿按摩、腹部按摩

如果可以每天都放鬆全身肌肉當然很好，但不管是在物理上還是時間上都是不可能的任務，所以我建議晚上以腹部和小腿按摩為主。經過一整天的活動後，這兩個地方是最操勞最容易累積疲勞的部位。晚上按摩時，沒有一定的順序。不過，當身體循環真的很差或腹部鼓脹感很嚴重時，如果先放鬆腹部可能會因為突如其來的刺激導致下肢發麻。

如果可以的話，我建議先按摩小腿，然後等到躺在床上準備睡覺前，按摩腹部作為一天的結尾。

①小腿按摩

脊椎一輩子都支撐著身體做出各種動作。從側面看會

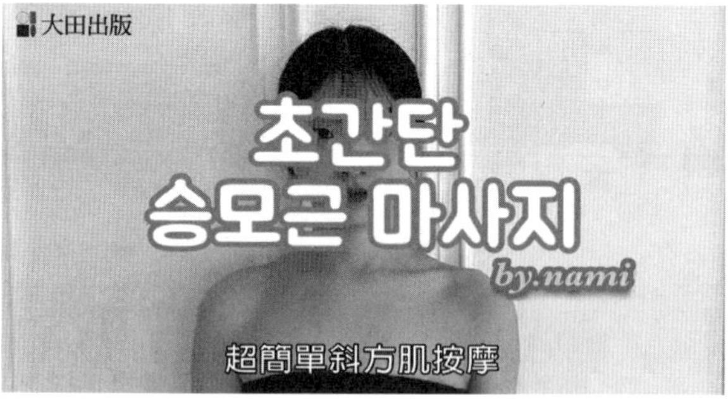

影片QR Code

發現內臟位於身體前方，後方則是脊椎。既然脊椎是位於後方，身體的重心應該也要位於後方才對。但如果身體因為烏龜頸、頸椎前置、駝背和圓肩等體型問題造成重心前傾的話，我們為了保持身體重心就會過度使用到前側大腿和小腿肌肉。如此一來，不只那些部位的肌肉會變得太過發達，小腿也會容易感到疲勞和水腫，甚至出現蘿蔔腿。除了體型問題外，錯誤的走路姿勢和久坐生活也會妨礙下肢循環，所以我建議每天睡前都最好能放鬆小腿和腹部的肌肉。

②腹部按摩

人體的五臟六腑都聚集在腹部，比起大腦，更多的神經細胞聚集在消化器官，所以我們必須時常讓腹部保持溫暖和柔軟。然而，不規則的飲食習慣造成內臟機能低下，內臟堆積了過多脂肪會導致腹部冰冷僵硬，阻礙身體循

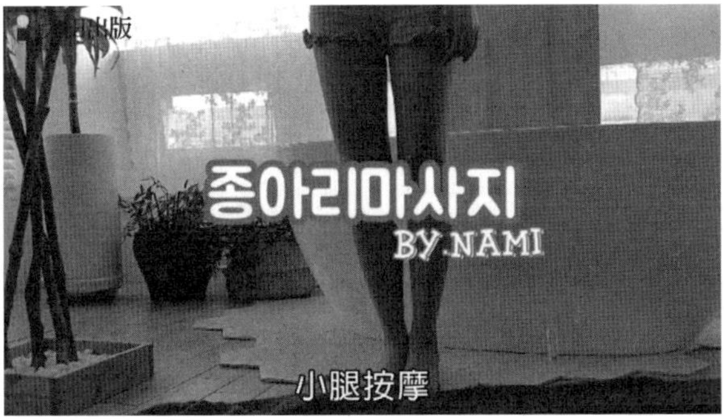

影片QR Code

環。食物吃進肚子後，胃部會先消化，再由小腸吸收營養素。因為小腸內佈滿淋巴管，所以只要給予「腸子」一定程度的刺激，就能同時刺激到負責清理廢物的淋巴。

換句話說，腹部按摩除了能有放鬆緊繃的腸胃外，還有助於淋巴循環。

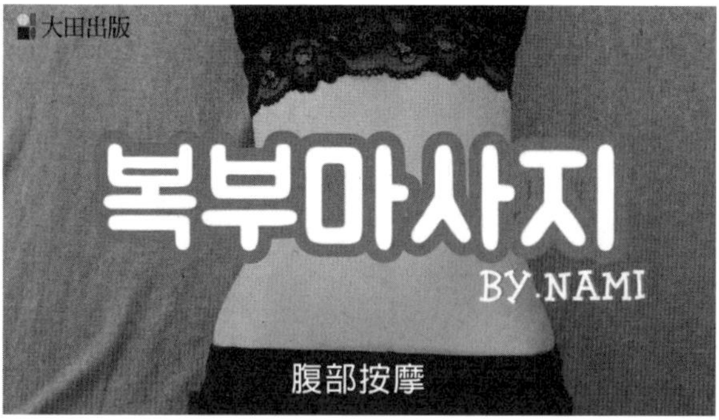

影片QR Code

讓淋巴按摩效果加乘的小訣竅

一、伸展運動

身體伸展放鬆後，有助於淋巴流動得更加順利。因此按摩前，可以先做一些輕鬆的伸展運動。

二、喝一杯水

輕鬆喝一杯水，可以稀釋淋巴液的濃度，幫助淋巴循環。

三、按壓力道

我們可以根據每個人的狀態調整肌肉按摩的力道大小，但在按摩淋巴時，若和肌肉按摩按得一樣大力，有可能會傷害到淋巴。淋巴按摩的力道就像是在撫摸熟睡孩子的背一樣，輕輕按就可以了。

★ 循環障礙能靠運動改善嗎？ ★

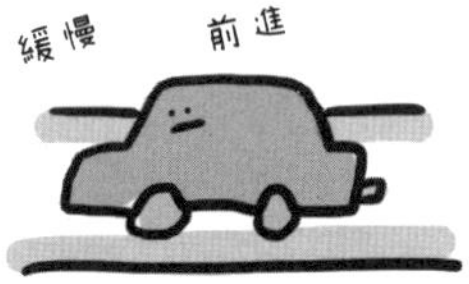

因為流動速度非常慢，
淋巴液難以靠自己的力量流動。

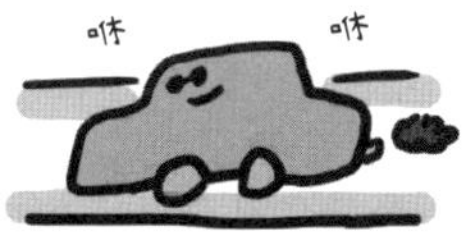

透過運動能推動
緩慢流動的淋巴液。

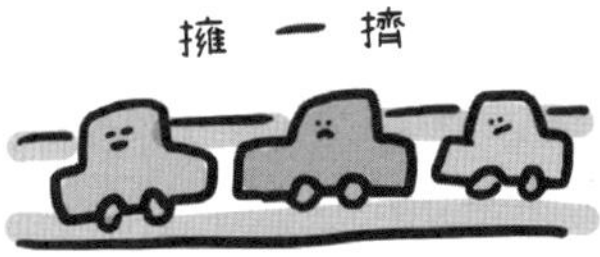

但在循環非常差的狀況下

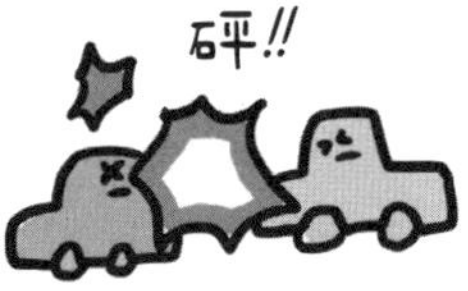

過度運動反而會妨礙循環。

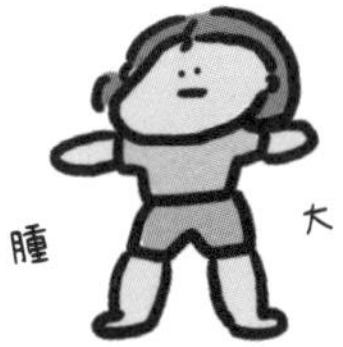

萬一運動後會水腫

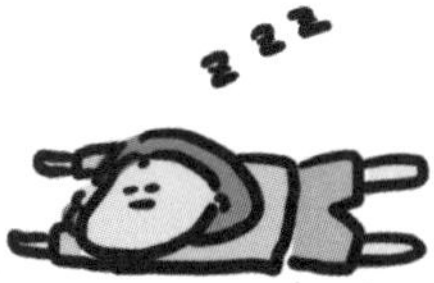

全身無力、疲勞、愛睏

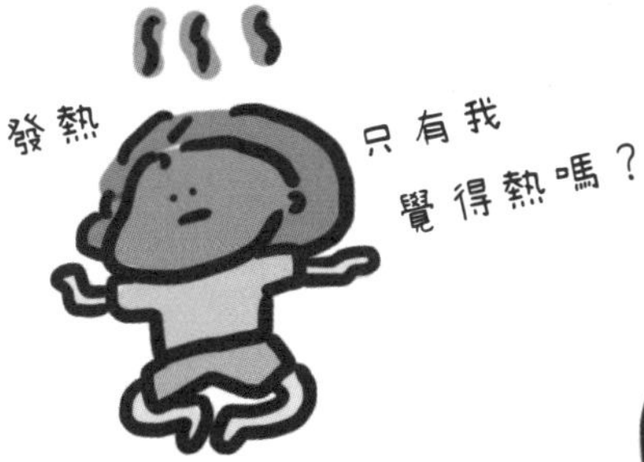

燥熱等情況沒有改善的話

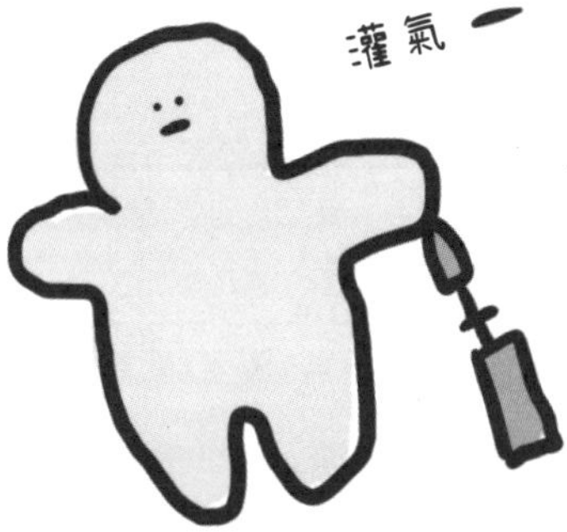

等於是往脆弱的身體灌氣，
運動反而是種酷刑。

暴飲暴食後的激烈運動會妨礙消化

當吃太多或暴飲暴食後，許多人會因為罪惡感，一吃飽就馬上進行激烈運動。在開始指導學員後，我發現很容易遇到一些對飲食控制和運動有強迫症頭的人。

有一天，一位長期受到運動強迫症而苦的30多歲D女找上了我。她的臉上散發出貴氣，身上也看不到任何一絲的贅肉，完全不像是受外貌所苦的人。然而，D女表示她因為運動強迫症，一直以來都非常疲累。她的父母富有又有能力，她就是我們常說的那種接受菁英教育長大的孩子。小時候受到父親壓迫，婚後則因為丈夫有許多應酬活動，她一生都活在運動和飲食控制下，但內心卻非常排斥。甚至在懷孕期間和生產後，她都不曾休息過任何一天。

對D女來說，她最害怕的是不在計畫中的外食、聚餐以及那些一定得參加的聚會活動。她每天都攝取差不多的熱量，飲食控制的菜單內容也大同小異。為了消耗精密計算後所攝取的食物熱量，她每天晚上都會運動，讓體重維持在差不多的數字上。因此，出乎意料或是一定得參加的聚餐，當然會成為她的壓力來源。

根據她的說法，在有聚餐約定的日子，不管那天幾點結束，她都一定會去運動。如果因為時間太晚，她原本去的健身房已經打烊的話，她也一定會到二十四小時營業的健身房運動。因為只有這樣，她才能放心睡覺。

即便已經運動到這個程度，在聚餐隔天體重依然會增加。若要讓體重回到原本的數字，短則兩三天，長則需要花上一個禮拜的時間。

筋疲力盡的她就像是困在滾輪中的倉鼠一樣，每天反覆做著一樣的事情，她也不清楚來找我的目的是什麼。因為不管我給什麼建議，她一輩子都得過著這種生活。她不知道自己想從我這邊得到什麼答案，內心感到非常混亂。

我告訴身心俱疲的D女，既然一輩子都得做這檔事，不如這次就聽我的建議，停掉外食聚餐後的運動。

外食聚餐後，如果因為沒有運動導致體重增加的比平時還要多，那表示她的方法是對的，她也不需要像現在一樣感到混亂。相反的，萬一體重沒有增加就代表過去方法錯誤，她就有機會可以跟我一起尋找其他方式。聽完我的說法後，她爽快答應了我的提議。

兩週後，我收到D女的訊息。聚餐後不運動，按摩完腹部就上床睡覺的方式和聚餐後馬上運動的方式中，沒去運動的體重並沒有增加的比較多。因為她一直以來都在節食，所以當吃得比較多時，體重一定會改變。在吃得比較多的狀態下，從事激烈運動就等於是往變得飽脹的身體裡灌氣。這種時候透過按摩鬆開緊繃的腹部，反而有助於防止體重增加和水腫症狀。

暴飲暴食後馬上激烈運動反而會妨礙消化。運動會消耗體內熱量，消化則是把食物轉換成熱量。換句話說，我們的身體無法同時做到運動和消化兩件事。為了消化食物，身體的血液會聚集到腸胃道。運動時，血液則會流到身體各處。激烈運動就像在體內吹起一場狂風暴雨，身體自然無法專注在消化食物上。

如果遇到比平常吃得還要多的情況，與其勉強運動，不如散散步幫助腸胃蠕動，按摩腹部或伸展身體以舒緩腹部的鼓脹感。至於高強度的激烈運動，建議等到隔天再進行比較好。

〔Nami 老師，謝謝您！〕

感覺自己的身體越來越健康

這次的抽血檢查報告中，我的膽固醇、肝指數和腎臟功能都恢復正常了。除了主治醫生嚇了一大跳外，我自己也覺得很驚訝。我的血壓持續下降中，現在血壓藥也可以少吃一顆了。

接受您的飲食指導才一個多月，我就已經瘦了六公斤。運動方面雖然還有待加強，但每天早晚一定會幫自己按摩。

我感覺到自己的身體變得越來越健康，檢查結果則應證了我的想法，我真的非常開心。Nami老師，我要再一次地感謝您！

謝謝您告訴了我一輩子都能活用的飲食方法，真的非常感謝！

金○○，40歲，女

PART

3

只有改變飲食
才能好好生活

為了健康減重，
我們不應該用少吃來無條件限制卡路里，
而是應該把身體變成能夠
好好燃燒熱量的體質。

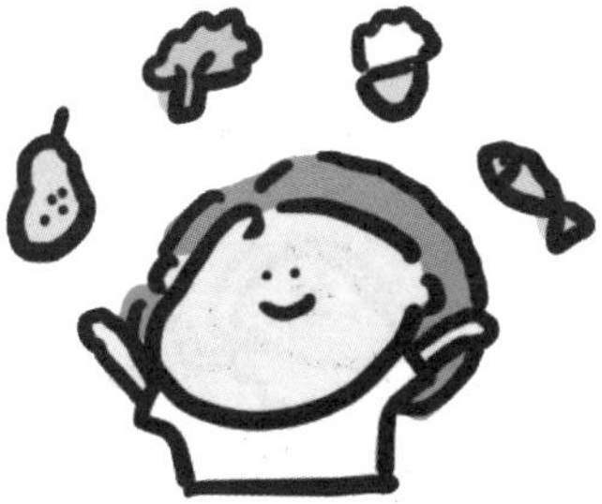

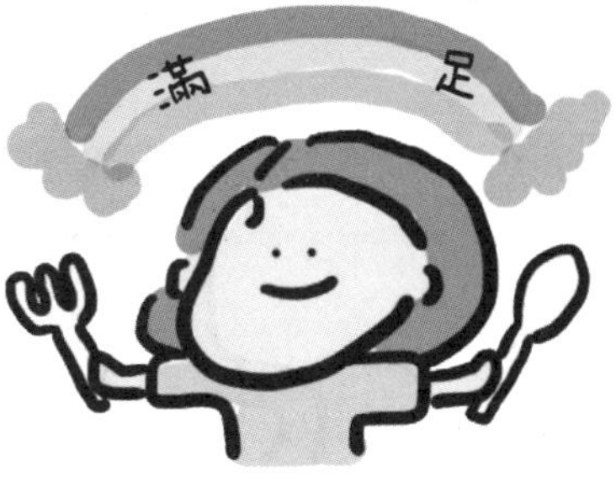

★ 虛假的卡路里 ★

四個人吃了相同卡路里的麵包。

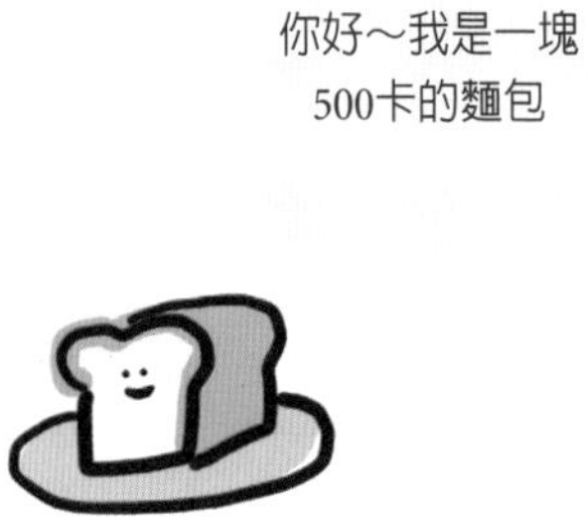
你好～我是一塊
500卡的麵包

雖然說麵包的卡路里相同

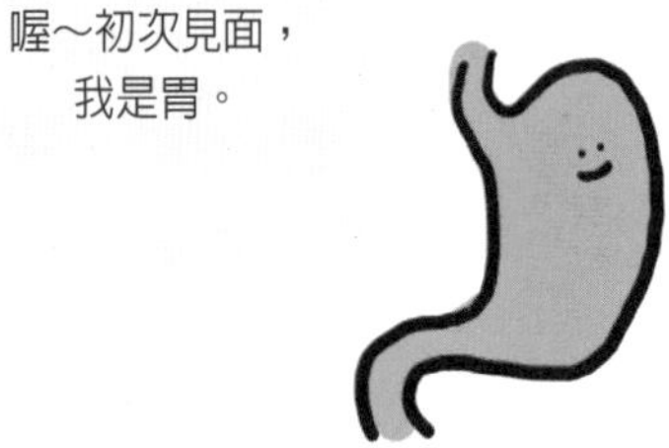
喔～初次見面，
我是胃。

但這四個人的消化能力和

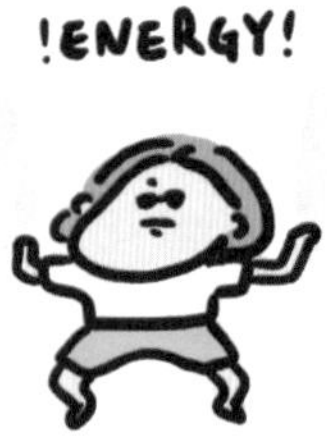
!ENERGY!

新陳代謝的能力都不一樣。

成功消耗
五百卡！

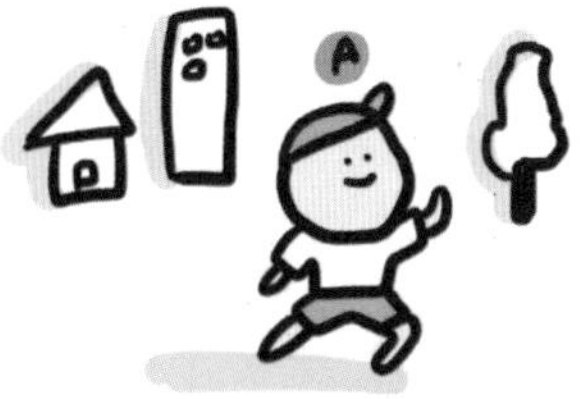

A的新陳代謝良好，
只跑了一圈就燃燒了五百卡。

我已經跑了
十圈了……

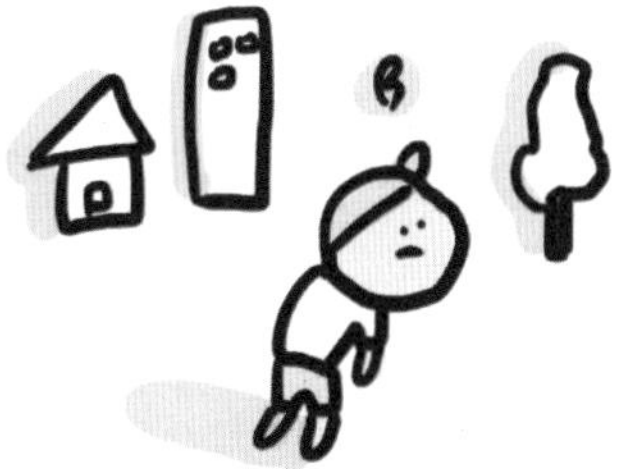

另一方面，B已經繞了十圈，
卻還沒燃燒完畢。

我是
五百卡？

還是
二百五十卡？

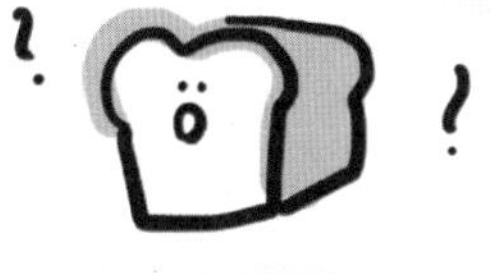

對所有人來說，
這塊麵包真的是一樣的熱量嗎？

卡路里一點都不重要

工作室開幕的第一個秋天是我最忙碌的一段時間。

那年夏天，各大減肥業者依然用各種迷惑人心的標題吸引大眾目光。

「迎接夏天大減重」

「女團教練的飲控食譜」

「消滅單日卡路里」

那些極端的飲控食譜唯一目的是達到短期快速減重，這類型的各種減肥課程在夏天像一陣旋風襲捲而過。到了秋天，為了收拾那些因為過度減肥而留下的殘局，許多人找上了我。

來找我求助的人大部分都不是第一次嘗試減肥，他們經歷了無數次的減肥輪迴，有的是患有月經失調、飲食障礙、腸胃道疾病、掉髮或免疫系統疾病，身體狀態非常糟糕，有的則是罹患高血壓、糖尿病或癌症等健康亮起了紅燈。在已經試過所有方法後，大部分的人都把我當成最後的機會。而這些人提出的要求通常都比純粹的「減重」還要來得再複雜一點。

「我想要先改善月經失調的問題，再用健康的方式減重。」

「我想要先改善暴食症的問題，再用健康的方式減重。」

「我想要先改善異位性皮膚炎的問題，再用健康的方式減重。」

「我想要先改善胃食道逆流的問題，再用健康的方式減重。」

減肥的時候，原本認為「減少體重」是第一要務，但直到身體出現警訊，人們才終於意識到「健康」這件事。來找我的人大部分都曾接受過其他業者或教練的飲食指導，所以當我告訴他們不要管「卡路里」，而是必須攝取一定分量以上，包含「白飯」的正常飲食時，他們都會出現類似的反應。

「竟然可以這樣吃，實在是太幸福了。不過，這樣的卡路里OK嗎？」

因為身體變差，所以他們變得比以前更注重健康。不過，由於已經習慣被卡路里控制，所以站在他們的立場，當然會對我的作法感到不安。

對於他們充滿擔心的提問，我總是做出相同的回答。

「對，卡路里是騙人的。」

許多業者都主打限制卡路里的減肥課程，因為限制卡路里的節食菜單能在短時間內達到快速的減重效果，快速減重則能創造高營業額。

如果所有人都能按照限制的卡路里飲食，世界上就不應該有胖子。卡路里不過就只是個數字罷了。

在同一時間和同一地點，A、B、C和D四人分別吃了一個五百卡的麵包。對他們來說，這是一樣的五百卡嗎？

A只需要繞社區跑一圈就能消耗掉五百卡，B就算跑了十圈也消耗不完。C需要跑五圈，D則需要跑七圈。

每個人的燃燒代謝能力不同，所以即使是相同的五百卡，對代謝好的A來說，這塊麵包可能低於一百卡。對代謝較差的B來說，這塊麵包可能超過一千卡。

比起計較吃進了多少卡路里，身體新陳代謝的能力更重要。當身體能夠正常燃燒熱量就能打造出不易胖的體質，但即便存在著這種方式，為了達到快速減重的效果，許多人依然只把重點放在卡路里上，而不考慮每個人實際能消耗的熱量和新陳代謝所產生的差異。為了健康減重，我們不應該用少吃的方式來無條件限制卡路里，而是應該把身體變成能夠好好燃燒熱量的體質。

喝水也會胖的體質，吃太少和節食所帶來的後果

食量和體重成正比嗎？大部分的人都會回答「YES」。

如果說食量和體重成正比的話，世界上應該不會有那種吃很多也不會變胖的人，也就是擁有那種特別惹人厭體質的人。

為了掌握學員平時的食量和飲食習慣，我會要求他們附上一個禮拜的飲食內容給我參考。四十多歲的E女告訴我，她記得自己一整個禮拜吃了哪些食物，所以沒有特別寫下來。我連昨天吃了什麼都想不太起來，她卻記得一整個禮拜的菜單？她看著一臉慌張的我說。

「我一整天通常都只喝運動飲料和咖啡。」

如果食量和體重成正比的話，整天只喝飲料的E女應該要骨瘦如柴，但身高一百六十公分出頭的她卻過度肥胖，體重超過九十公斤。從十幾歲到三十幾歲，她試過無數次不

適合她的減肥方式，消化能力和荷爾蒙失調到無法挽救的程度。她曾嘗試過十幾次的試管嬰兒手術，但最終都宣告失敗。在她放棄生育後的這七年間，月經次數屈指可數。從某一刻開始，她的體重急速上升，原因不明的腸胃道疾病反覆發作，大部分的時間她都只靠飲料度日。

根據E女教練的說法，她之所以會過度肥胖是因為基礎代謝率過低。如果不想變胖就要提升基礎代謝率，不只在網路和健身房，到處都能聽到這個論點。

那麼，基礎代謝率是什麼？

簡單來說，基礎代謝就是維持生命最低限度所需要的能量。在沒有做任何事情的狀況下，為了延續生命，人體的各個器官都會處於活動狀態。維持各個器官機能所需消耗的能量就稱為基礎代謝。

新陳代謝的意義很廣泛，變數也很多，所以它是無法預測的。即便如此，依然有很多人利用公式計算基礎代謝率，努力算出卡路里。站在Inbody上一分鐘就按照上面顯示的基礎代謝率設計菜單，這是一件非常愚蠢的事情。一個不小心，這些限制熱量的菜單可能會降低原本是正常值的基礎代謝率，反而變成易胖體質。

| 各性別的平均基礎代謝量 |

男性		女性	
年紀	平均基礎代謝量	年紀	平均基礎代謝量
20~29歲	1,728±368cal	20~29歲	1,312±233cal
30~49歲	1,700±302cal	30~49歲	1,317±226cal
50歲以上	1,494±315cal	50歲以上	1,253±229cal

※小數點以下的位數四捨五入

如果攝取的熱量低於光是呼吸所需的基礎代謝率，這時再加上運動所需的額外能量，站在身體的立場等於是進入了戰爭模式。換句話說，身體會自動進入緊急狀態模式。

身體狀態變得不穩定後，自然會減少能量消耗。為了以防萬一，身體會試圖儲下比以前還要多的熱量。也就是說，即便食量和活動量都和其他人一樣，你也會變得更容易發胖。大家常說喝水也會胖的那種體質，其實就是自己所選擇的結果。

怎麼吃都不會胖的祕密

除了前篇提到的E女外，也有很多人總愛說「年紀大了好像就變胖了」和「吃的比以前少，卻更容易變胖」這些話。

從結論來說，這些話並沒有錯。組成我們身體的無數細胞中存在著負責生產能量的工廠，這個小工廠就叫做「粒線體」。粒線體又被稱為人體的能量發電廠或人體引擎，在「代謝活動」中扮演重要角色。這些小工廠創造出的能量高達百分之八十左右，如果說人體所需的能量幾乎都由他們所生產也一點都不為過。

每個細胞中平均存在三百至四百個這種小工廠，而每個人細胞中的個數也都不盡相同。怎麼吃都不會胖的人有可能是這些小工廠的功能特別好，也有可能是工廠的數量較多。相反的，一吃就會胖的人可能是粒線體工廠沒有發揮正常功能或是罷工了。如果這些重要的工廠沒有正常運作，我們不管吃得再多也沒辦法將之轉換成能量。體內能量不足時，我們就會容易感到疲累，新陳代謝功能低下，也會更容易變胖。

這些重要工廠的能量來源就是我們常說的三大營養素：碳水化合物、蛋白質、脂肪。食物經過消化後，碳水化合物會分解成葡萄糖，蛋白質分解成胺基酸，脂肪則分解成脂肪酸，營養素被分解後會進到細胞。細胞無法馬上使用這些營養素，粒線體就是負責把這些營養素轉變成細胞可以使用的能量。

粒線體把葡萄糖（碳水化合物）、胺基酸（蛋白質）、脂肪酸（脂肪）和氧氣結合後，創造出一種名為ATP（adenosine triphosphate，三磷酸腺苷）的能量，再次供應給細胞。只有在接收到轉換後的能量，細胞才能扮演好自己的角色。每個工廠最多能製造出二至三十八個能量，個數則會因人而異。

粒線體機能異常時，可能會出現糖尿病或代謝症候群。也就是說，粒線體小工廠必須正常運轉，我們的身體才能好好接收能量，不會生病。如果工廠運轉出問題，無法正常供給能量的話，為了避免能量枯竭，身體會開始儲存脂肪，我們就會更容易變胖。

來找我的人中，有很多都嘗試過極端的碳水化合物節食減肥法，雖然他們看起來很瘦，但其實都深受脂肪肝、腹部肥胖、高血脂、高膽固醇等問題困擾。外表看起來雖然很瘦，但因為工廠沒有正常運轉，所以身體開始儲存脂肪。

「碳水化合物、蛋白質和脂肪」是這些重要工廠的原料，如果我們以「碳水化合物會讓人變胖」的理論就極端限制碳水化合物的攝取量，這時會發生什麼事呢？

原料不足會導致工廠無法發揮正常功能，時間久了，工廠最後就會罷工。這就是經過極端的減肥後，我們會變成易胖體質的原因。隨著老化，工廠的數量會減少，體力自然會變得比以前差，我們也更容易變胖。因此，「人老發福」這句話並沒有錯。三、四十歲的工廠自然不可能跟二十幾歲的工廠一樣，若你抱持著這種期待，那就太貪心了。

現在的問題是，若使用錯誤的減肥方式，珍貴的粒線體工廠就會比原有年齡還要早崩壞。萬一你沒吃多少卻很容易胖，運動也不太會瘦，並且很容易覺得疲倦的話，請先回想一下過去的你為了減重，究竟摧毀了多少東西。

如果正在備孕或已經懷孕的話？

卵子內約有十萬個左右的粒線體，當卵子和精子（精子尾巴約有一百個粒線體）相遇變成受精卵後，就會形成胎兒。從媽媽身上取得的工廠是胎兒能夠健康成長的重要基礎，實際上粒線體有百分之九十九都是母系遺傳。也就是說，當母體工廠機能不好時，胎

★ 虛假的卡路里 ★

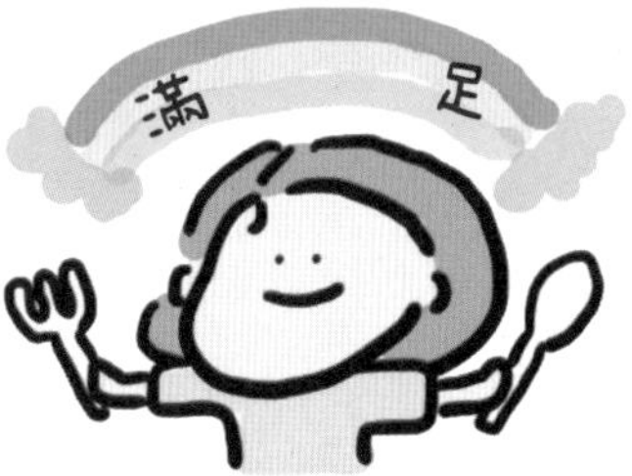

我們雖然每天
都吃著高熱量的美食。

但奇怪的是，身體的
能量卻越來越不夠用。

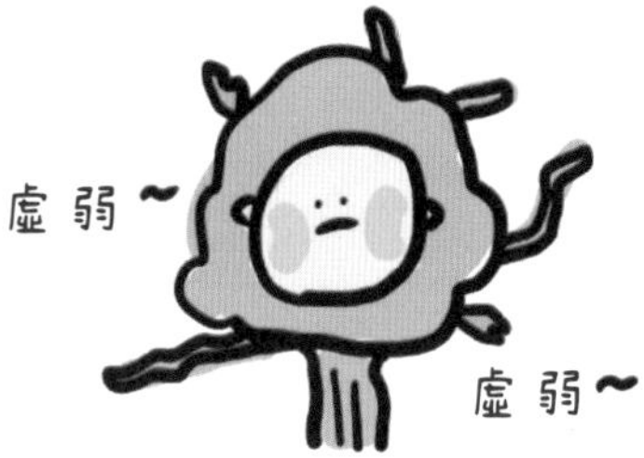

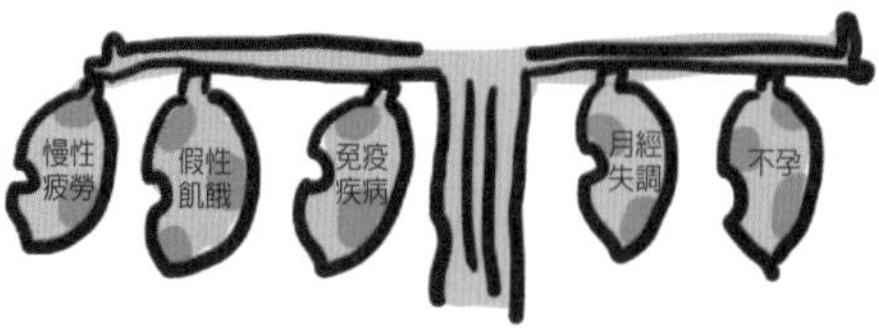

並且不斷向我
發送辛苦的訊號。

★ 不管怎麼吃 ★

這些都不是真正
重要的東西。

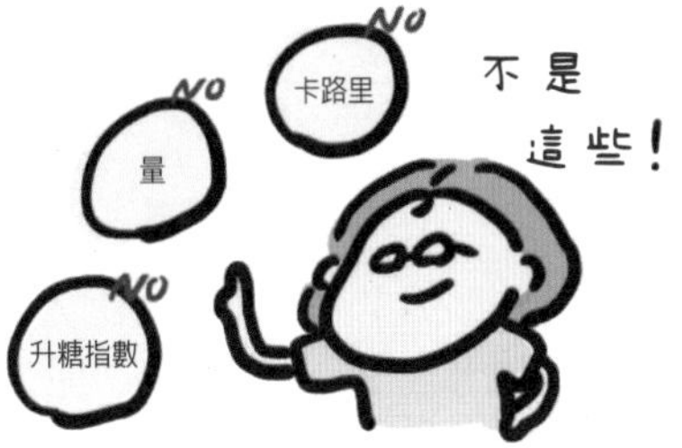

重要的是，我的身體能
夠消化和吸收多少東西。

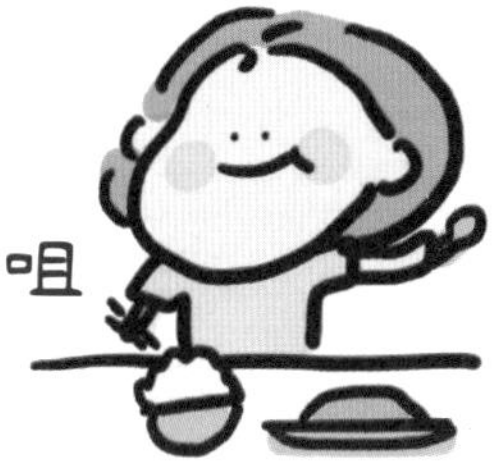

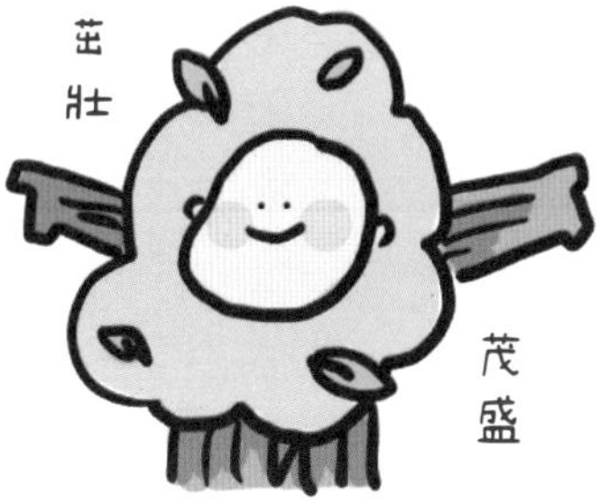

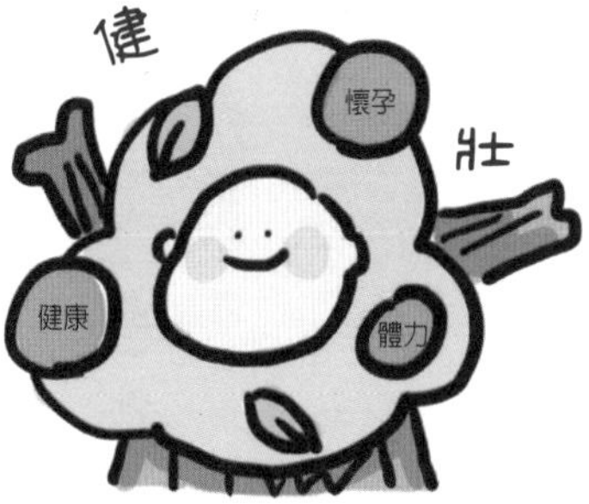

只有這樣，我的身體才能
好好燃燒並使用那些熱量。

兒從媽媽身上遺傳而來的工廠機能也不會強壯到哪裡去。

由於這個工廠主要來自母系遺傳，如果你認為孩子會受到母親懷孕前和懷孕時的狀態影響，那麼真正的胎教就不應該只關心懷孕「當下」的狀態，而是應該從懷孕「前」就要好好調理母親的身體。對即將出世的孩子來說，他們真正需要的不是昂貴的嬰兒車或有機食品，而是從媽媽身上遺傳來的「健康」。

懷孕前和懷孕中之所以要注意飲食管理，並不是只因為粒線體，母親生產時的腸道狀態也非常重要。胎兒原本住在無菌的子宮中，生產過程中，在經過產道（生產時經過的通道）時，皮膚和口鼻會接觸到陰道和肛門上的「母親細菌」，若母親身上的益菌多於害菌的話，嬰兒就能擁有比較好的免疫力。由於產後六個月內的狀態會決定一生的免疫力，所以生產過程中母親的腸道狀態會對孩子的免疫力帶來一輩子的重大影響。

改善消化功能，許多事情就會變得不一樣

時下的各種減肥菜單越流行，就會有越多人受錯誤飲食的副作用所苦。一位二十多歲夢想成為演員的F女在嘗試了當時流行的減肥方式後，身體出現各種嚴重副作用，於是來找我諮詢。她當初嘗試的方式是盡可能減少料理程序，但只要是救荒作物、生菜和未去皮的水果，想吃多少就能吃多少。

這份菜單雖然看起來簡單又健康，但卻讓F女長期受月經失調和圓形禿所苦。即便打了催經針，生理期也沒有來報到，她只好到大醫院看診。她進行飲食控制時，體重雖然會下降，但一旦恢復正常飲食，過不了幾天就又會回到原本的體重。

最後留在F女身上的只有月經失調和圓形禿，有些人會說這些現象是瞑眩反應。

人們特別愛用瞑眩反應來形容減肥和化妝品所出現的副作用。用瞑眩反應帶過那些身體因為無法適應環境的急遽變化所產生的副作用，在我看來這只是一種話術。

減肥理論沒有正確答案，不管是哪一種減肥方法，我相信都一定有人受惠並得到好結果，而我也不想批評別人的減肥理論。我想問的只是「為什麼？」在相同的理論架構下，為什麼有人受副作用所苦，有人則成功達到效果？

答案就是「消化功能」的不同。沒有考慮到每個人不同的消化條件，所有人都用同一種方式就會出現問題。即便是再好的食物，只要無法正常消化，就只會在體內腐敗成為垃圾。

這些不必要的垃圾導致人體機能無法正常運作的狀況，就是我們常說的「體內毒素過多」，韓醫則稱之為「瘀血」。比起吃了多少，更重要的是人體究竟能消化多少並將之轉換成養分。若一直吃那些難以消化的食物，以身體的立場來說，就像是沒有領到月薪，每天還得收垃圾和工作的狀態。我們如果沒有領到薪水會覺得委屈不安，若沒辦法正常消化吸收吃進肚子的食物，身體一樣會覺得委屈不安。健康狀況不穩定時，自然就會減少能量消耗，代謝力跟著降低。

為了要應付未知的緊急狀況，代謝能力低落的身體自然會從消耗能量變成儲備能量的體質。消化功能低落時，減重速度只會變得更加緩慢。由此可知，消化會影響代謝能力，代謝能力則會影響荷爾蒙和循環。消化、循環、代謝和荷爾蒙是連鎖效應，我們可以大膽說這一整串的連鎖效應就是從消化開始。

換句話說，如果能進行符合消化功能的飲食控制，我們不只能達到減重目的，更能看到其他許多積極正面的效果。

我們活著並不是為了減肥

去年春天，個人諮詢人數開始大量增加時，我遇到了一位身材乾瘦，看起來虛弱憂鬱的二十多歲女大生G。我試著和她進行眼神交流，但她卻一直呈現呆滯的神情。

我問她為什麼會如此虛弱，G女先向我道歉說她無法集中精神，因為自從兩週減了八公斤後，她就一直呈現這種有氣無力的狀態。聽完她說的話，我被兩件事嚇到。一是她竟然在兩個禮拜內瘦了八公斤，二是我可以想像在減重之前，她那原本就已經非常纖細的身材。

我問她是如何在兩週內減去八公斤，以及為何要在沒有超重的情況下，強迫自己進行這種不合理的減肥方式。她表示和上半身相比，過於壯碩的下半身一直讓她感到很自卑，於是她生平第一次買了教練課，並開始進行飲食控制。那位教練對一位二十歲出頭有著正常體重的女性，提供了以下這份減肥菜單。

早餐　帶皮蘋果二分之一顆
中餐　雞胸肉一百公克、地瓜一百公克、蔬菜五十公克
晚餐　番茄一顆

※每週運動五次以上（包含三次教練課）

這份食譜讓她兩週快速瘦了八公斤，但也伴隨著淒慘結果。G女同時進行飲食控制和運動，一個禮拜內就出現陰道異常出血的狀況。她感到非常害怕，並自行判斷出血原因是因為吃得太少，所以她瞞著教練，晚餐會吃一小口用醬油碟子裝的飯。

被教練發現她偷吃菜單以外的食物後，她又被教練要求每天多做一個小時的空腹有氧運動。

不考慮個人身體狀況，強迫進行的無情減肥菜單和暴力沒有兩樣。或許G女只是一個極端的案例，但是有非常多的教練會建議不是運動員的一般人吃雞胸肉、地瓜和蔬菜所

組成的食譜。用地瓜代替白飯的食譜雖然能夠達到快速減重效果，但用這種方式減掉的體重很快又會回到身上。

我們不可能一輩子都只吃雞胸肉、地瓜和蔬菜過活，因為人活著並不是為了減肥。食譜對日常生活造成的阻礙越大，成功機率就越低。如果是吃地瓜瘦下來的話，那麼以後就只能吃地瓜才有辦法維持體重。換句話說，只有吃飯瘦下來的人，未來才能繼續維持體重。

★ 消化不良 ★

消化不良不是只有
脹氣和胃堵堵不舒
服這些反應。

這些是消化不良的反應

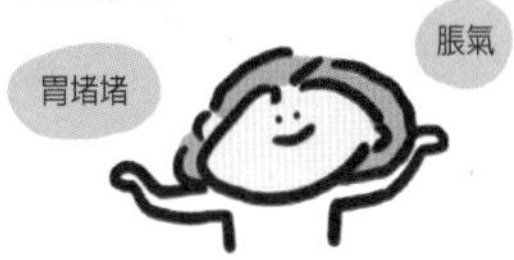

感到燥熱

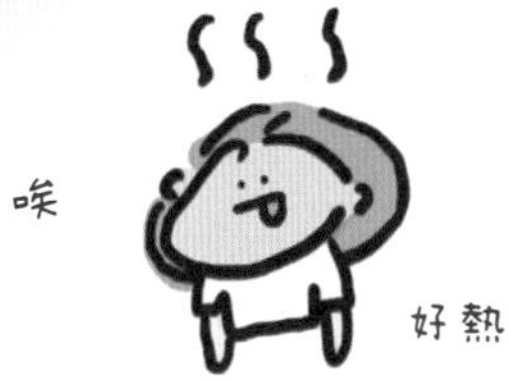

愛睏、無力、
疲勞

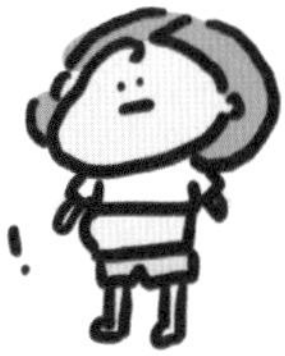

上腹部不適

這些是體型造成的問題

核心肌群無
力會造成背部
和腰部痠痛

上半身體態不
佳會造成肩頸
痠痛和頭痛

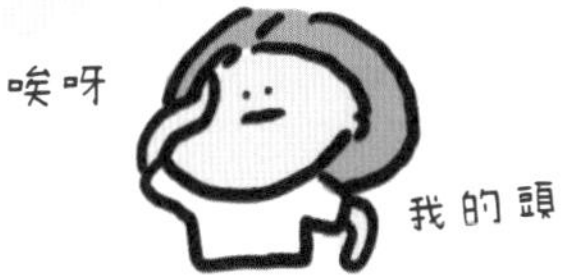

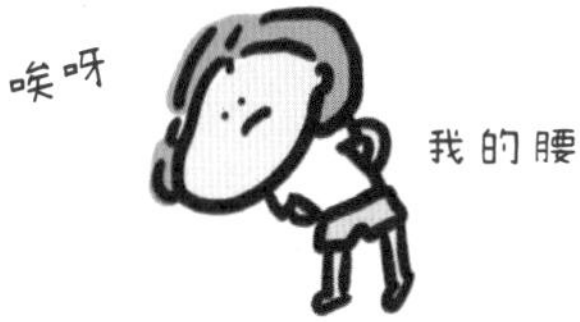

好好吃
才能好好燃燒

吃得非常少到接近節食狀態的話，身體狀態會變得非常不穩定，如果這時我們用「欺騙」（cheating）或週末為藉口，突然攝取高熱量食物的話，身體會有什麼反應呢？就像我們生活費不夠用就會倍感壓力一樣，持續節食會讓身體處於慢性壓力狀態。這類的壓力荷爾蒙會刺激脂肪細胞，此時進到體內的高熱量食物會被儲存為脂肪，而非肌肉。壓力大時吃東西會更容易發胖的說法並沒有錯，因為狀態不穩定時，身體會將脂肪儲存為緊急預備金。

不過，更大的問題不在於壓力荷爾蒙的分泌，而是持續節食會造成身體壓力，導致人體分泌出儲存脂肪的荷爾蒙（名為ＲＴ３的甲狀腺激素）。儲存脂肪的荷爾蒙開始分泌時，燃燒脂肪的荷爾蒙分泌量就會減少，身體就會轉變成儲存功能大於燃燒功能的體質。儲存脂肪的荷爾蒙遍佈我們全身，儲存緊急預備金的位置通常在內衣壓痕處、背部、手臂、大腿內側、馬鞍肉、下巴和下腹部等這些地方。

循環不佳累積老廢物質的地方就是讓所有人都煩惱的那些部位。

相反的，當我們相信收入足夠使用時，支出就會隨著增加。當身體相信每天都有足夠能量可使用時，人體自然就會提高燃燒效率。

我們必須說服身體相信不需降低卡路里的消耗，也不用把剩下的能量全部儲存到脂肪裡。比起吃了多少，更重要的是身體能消化多少食物，並將之轉換成養分。我們不應該在挨餓的狀態下，一次倒入大量身體難以消化的高熱量食物，而是應該根據身體需求，規律提供剛好分量的食物，避免身體進入不穩定的狀態。

代謝高其實意味的就是吃多少燃燒多少。雖然大部分的人都認為必須鍛鍊肌肉才能提高代謝，但其實人體中消耗最多能量的不是肌肉，而是「內臟」。肌肉燃燒的熱量大約只佔了代謝的百分之二十左右，剩下的百分之八十都是被內臟消耗掉。因此，與其勉強自己持續做那些不合適的激烈運動，不如讓疲憊的身體恢復成能好好發揮各自機能的狀態。

如果想打造能正常燃燒熱量的體質，我們就必須攝取足夠能量，身體一旦穩定下來，人體就不再需要儲存大量脂肪作為緊急預備金。若想順利燃燒熱量就得正常飲食，讓身體能順利消化食物並轉換成必要能量。

這一切就要從「消化」開始，也就是人體把食物轉換成能量的這個階段下手。唯有吃得讓自己好消化，身體才能好好燃燒熱量。

吃一樣的東西，我卻更容易變胖的理由

我們吃下的碳水化合物經過消化後會被分解成葡萄糖進入血液，我們稱之為「血糖」。

當血液中的血糖變多時，胰臟會分泌胰島素，也是體內唯一能降低血糖的荷爾蒙。胰島素和葡萄糖結合後，會被運到人體細胞和內臟中。細胞獲得葡萄糖後，由細胞內的小工廠粒線體將之轉換成能量，再度供給細胞。

為了讓上升的血糖回到正常值，胰臟會分泌胰島素，但諷刺的是細胞和內臟的能量來自於血糖，但它們卻沒有意識到這件事。因此，直到分泌的胰島素和葡萄糖結合後，人體才會因為胰島素發現能量進到細胞中。

細胞吸收葡萄糖作為能量來源，胰島素阻抗性高代表即便胰臟已經分泌了相同分量的胰島素，人體、內臟和細胞也沒辦法馬上對胰島素做出反應。此時，胰臟會認為「已經

分泌胰島素了，為什麼血糖還是沒有降低？」於是為了降低血糖，體內就會分泌出過多的胰島素。到這個地步時，身體就真的開始出現問題。

第一點，過多的胰島素會妨礙血液內的性荷爾蒙作用，人體會分泌出更多的男性荷爾蒙造成排卵障礙，誘發多囊性卵巢症候群。

第二點，過度分泌的男性荷爾蒙會減弱肝臟抑制脂肪累積的功能，誘發脂肪肝。事實上，許多多囊性卵巢症候群的患者就算沒有過重也經常出現脂肪肝問題。

第三點，胰臟雖然努力想讓血糖恢復正常，但胰臟功能有一定限度。胰臟過度分泌胰島素時，會加速胰臟老化。胰臟功能減弱超過百分之五十的話，就會誘發糖尿病。

第四點，無法轉換成能量的葡萄糖會變成脂肪，胰島素阻抗性越高，葡萄糖就越難轉換成能量。葡萄糖越多，我們就越容易變胖。

第五點，當人體、內臟和細胞無法好好接收葡萄糖這個能量來源時，身體會因為能量不足而無法扮演好自己的角色，開始出現持續性的無力疲勞感和體力低落的症狀。

如果你沒有多囊也容易變胖，或是大部分過重的人也都有胰島素阻抗症的問題。這就是健康檢查經常聽到的代謝症候群，代謝症候群又稱為胰島素阻抗症候群。當出現慢性代謝障礙時，就會誘發肥胖、高血壓和高血脂等問題。

尤其，患有代謝症候群或多囊性卵巢症候群的人未來在懷孕時，容易出現妊娠糖尿或糖尿病等問題，所以在孕前和孕期都要持續進行飲食控制。

★ 提升基礎代謝率 ★

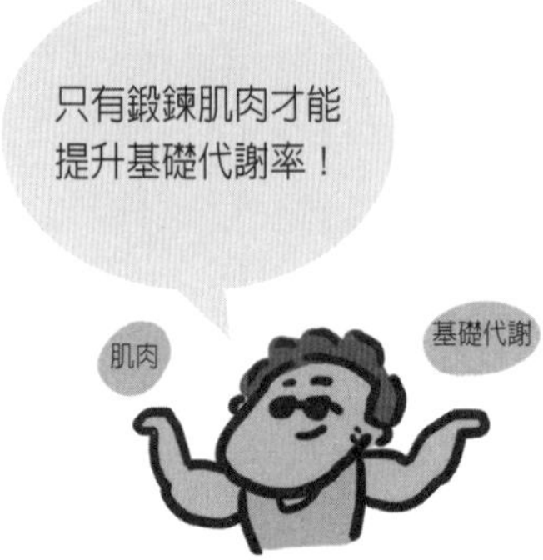
只有鍛鍊肌肉才能
提升基礎代謝率！
肌肉
基礎代謝

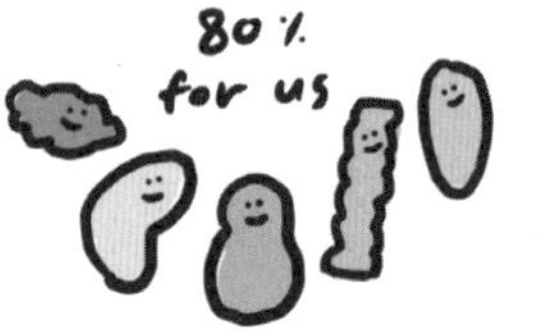

事實上，內臟消耗掉百分之八十的基礎代謝率。

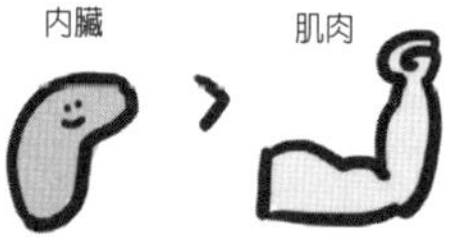

也就是說，在增肌之前，我們必須先讓身體能好好發揮各自的功能。

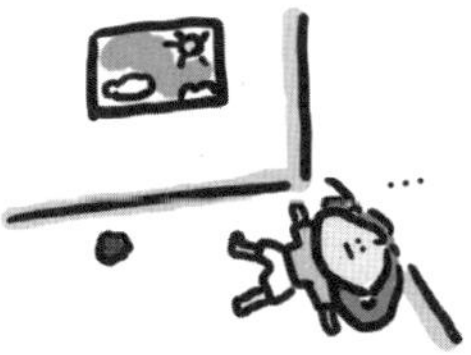

如果體內荷爾蒙分泌不穩定，消化不良和循環差，人體就不會消耗熱量在增肌和燃燒脂肪上。

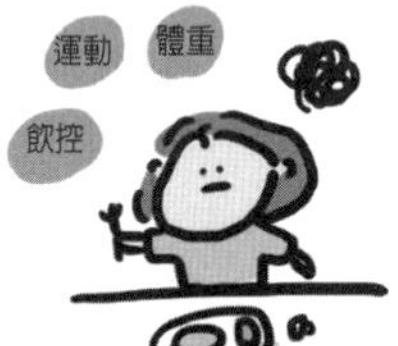

我們不應該用挨餓和勉強自己運動的方式來維持體重

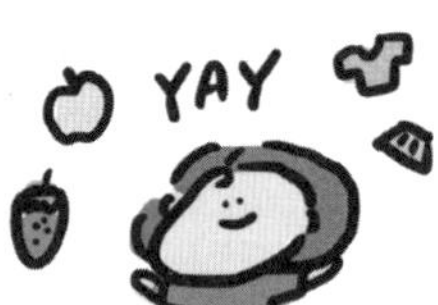

而是應該把身體打造成易瘦，不易復胖的體質才對。

〔Nami 老師，謝謝您！〕

終於解決水腫問題

雖然這句話您應該已經聽了無數次，但我一定要跟您說一聲真的非常感謝您。我經常消化不良，即便只吃那些我認知內的健康食品，手腳冰冷的症狀依然非常嚴重，早晚都會水腫的身體更是我每天的壓力來源。因為身體虛，我曾嘗試吃了韓藥。身體雖曾短暫溫暖了起來，但只要沒吃就又會打回原形。

因為體重正常，身體也沒有特別地不適，我原本還在煩惱到底有沒有需要接受您的飲食指導。但生理期前肚子大大鼓起，體重還突然增加了三公斤，讓我感到十分害怕，最終還是找上了您。

一直以來我都只吃那些對水腫有幫助的健康食品，不使用任何調味料，並控制醬料的攝取量。但在遇到老師後，我才終於了解消化的重要性。現在水腫已經好轉許多，雖然雙腳還是嚴重冰冷，但雙手已經沒有像以前那麼冰了（根據老公說法）。

我會按照您教導的內容，持續努力下去！

李〇〇，33歲，女

PART

4

拯救我的身體循環，打造易瘦體質的正常飲食祕密

只要我們搞清楚身體的三大週期，
就會知道什麼時候應該少吃一點，
什麼時候應該好好進食，
什麼時候不應該吃東西。

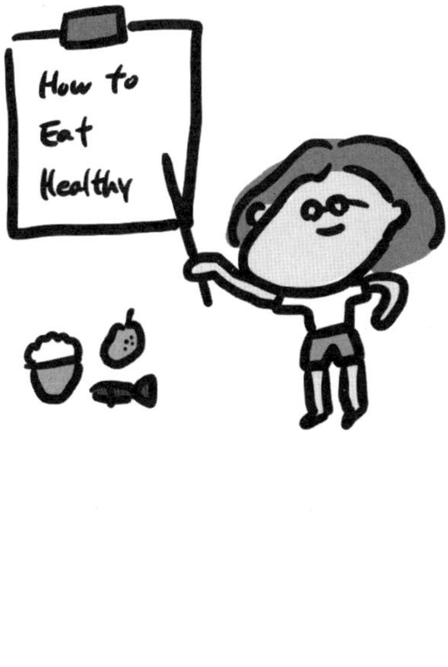

吃飯要考慮生理時鐘

日常生活中，我們會按照時間表活動，身體也一樣有著規律作息表，又被稱為生理時鐘。

人的生理時鐘可以粗分成三大週期。

想像成身體每天輪三班就會比較好理解。為了維持一定的代謝量，身體雖然是二十四小時不間斷運轉，但並不代表所有的功能都是二十四小時全速運轉。為了提高效率，人體會自行分工，按照時間表輪班工作。

在陽光普照的白天，植物為了獲取更多能量，葉片會立起來。到了沒有陽光的晚上時，葉片則會垂下，避免消耗不必要的能量。就像植物會按照自己的節奏活動，人體也是一樣的道理。

人體的生理時鐘和荷爾蒙週期也互相吻合。早上天色亮起，在完全睡醒之前，身體就開始做各種準備以迎接早晨的到來。為了順利起床，身體會停止分泌睡眠荷爾蒙「褪黑激素」，開始分泌壓力荷爾蒙「皮質醇」，讓我們能順利展開行動。正式起床前，體溫也會開始逐漸上升。

此外，白天人體肌肉會最緊繃，這是為了幫助我們能夠快速順利完成工作。就這樣過了一天來到晚上時，為了休息，人體會開始分泌睡眠荷爾蒙褪黑激素，減少皮質醇的分泌，體溫也會隨之下降。如果身體功能一切正常，晚上我們不需做出特別努力就應該能進入深度睡眠，並且再次神清氣爽地迎接早晨。

在擁塞的道路上，雖然大家看起來都往不同方向前進，但其實所有人都遵守著一樣的交通規則。人體也是一樣的道理，雖然各個功能彼此看起來無關，大家各自做著分內的工作，但其實都遵守著一樣的規則互相輪班。駕駛違反交通號誌就會發生嚴重車禍意外，如果我們無視身體作息，不規律飲食的話，就有可能造成人體功能紛紛崩壞。

排放週期（清晨四點～中午十二點）

簡單來說，這是身體排放老廢物質的清潔時段。餐廳在開門迎接客人之前，必須先準備好食材並打掃環境。人體也一樣，在我們正式開始活動前也必須先打掃乾淨，做好各種準備。早上起床有口臭，眼皮上有眼屎，都是因為身體打掃過後，排放出各種廢物。

在排放週期，人體會開始分泌被稱為壓力荷爾蒙的皮質醇。皮質醇從早上四點開始分泌，早上八點達到最大值。到了早上十一點，隨著排放週期即將結束，皮質醇也會開始減少分泌量。皮質醇又被稱為壓力荷爾蒙，所以有許多人認為它是不好的荷爾蒙，但人體必須分泌出一定分量的皮質醇，我們才能充滿活力地迎接早晨。

皮質醇是為了讓我們每天早上做好迎接一整天的準備。皮質醇分泌不正常時，整個早上就會覺得全身無力疲勞。

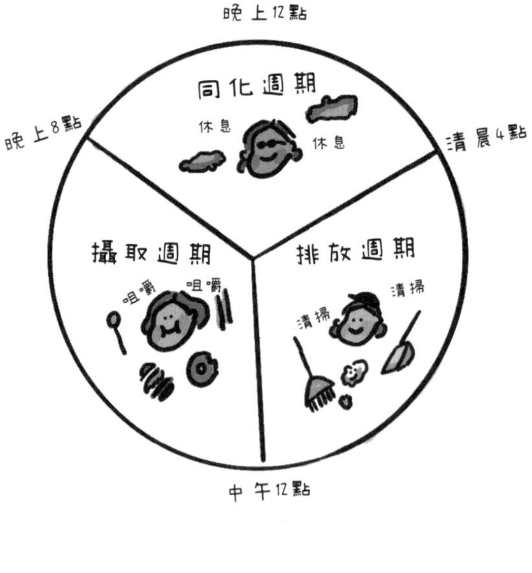

攝取週期（中午十二點～晚上八點）

因為這個時段的身體活動量最大，所以重點在於營養供給，也就是「攝取」。簡單來說，我們可以把這個時段當成身體的工作時間。白天活動量最大，肌肉會達到最緊繃的狀態，幫助身體順利完成一整天的工作。此外，在白天的攝取週期，「腸道」運動會達到最活躍的狀態。

除了腸道運動外，白天的心跳數和呼吸次數也會比較高，氧氣和養分才能快速供給到全身。如果想讓身體能在攝取週期正常工作，我們就必須在這個時段提供身體所需的熱量。

同化週期（晚上八點～清晨四點）

這是身體從攝取週期吃下肚的食物中吸取養分的時間。想成身體下班後，為了明大做準備的時間會比較容易理解。

如果我們吃消夜或晚上吃太多的話，對身體來說等於是在「加班」。原本不需要工作的時間，身體為了消化食物只好消耗更多能量。這也是為什麼吃完消夜的隔天，我們總會感到更加疲倦，身體更加沉重的原因。

美國科學雜誌《Popular Science》指出，加班一天會對我們的身體帶來長達一週的影響。不只是加班，光是在深夜或凌晨吃消夜就會影響到身體作息，當連續四天出現這個模式時，為了處理在深夜或清晨突然進到體內的「消夜＝加班」，原本晚上應該休息的腸胃也只好開啟活動開關。

人體不可能二十四小時都維持在全速運轉的狀態，深夜被迫工作的腸胃當然無法像在攝取週期一樣，快速消化掉那些食物。

即使是相同的食物，當我們在深夜或凌晨進食時，比起白天，人體需要更長的時間消化，並且還會影響到睡眠。因為除了不好消化之外，還會妨礙人體分泌睡眠荷爾蒙褪黑激素。

我們的身體為了休息，一到晚上就會開始分泌褪黑激素，減少壓力荷爾蒙的分泌量，體溫也會隨之下降。褪黑激素從傍晚開始慢慢分泌，晚上十二點到凌晨二至三點是濃度最高的時候，到了凌晨四至五點左右才又慢慢開始減少分泌。因此，大部分有睡眠障礙的人會在褪黑激素開始減少分泌的凌晨三至五點反覆醒來。

只要我們搞清楚身體的三大週期，就會知道什麼時候應該少吃一點，什麼時候應該好好進食，什麼時候不應該吃東西。

幫助排放廢物的水果早餐

下面是A、B、C的早餐菜單。請問三個人之中，誰的早餐最健康？

A的早餐　美式咖啡
B的早餐　三明治一塊
C的早餐　酪梨＋少量醬油

大部分的人都會選C，但考慮到個人狀態，其實A、B、C三人的早餐難以分出勝負，因為他們吃的都不算是健康早餐。酪梨的確是健康食品，但以C的身體狀況來說，一起床就攝取富含油脂的酪梨，對她是一種負擔。C雖然吃的是我們常說以「蔬菜」為主的健康菜單，但她卻因為子宮囊腫和經常性的異常出血，特地從國外返回韓國求診，健康狀態並不是很好。

凌晨四點到中午十二點的排放週期是用來淨化身體，除掉有害物質的自然淨化時間。以早餐輕食中的「麵包和三明治」為例，其實人體需要十至十二個小時才能消化掉這類的精緻碳水化合物。這麼說起來，麵包和三明治其實也不是我們想像中的輕食。

有一種說法指出大部分的人之所以會過胖，是因為身體製造出的廢物多於身體排放掉的廢物。因此，如果想要減重或是打造出不易胖的夢幻體質，我們就要確保身體循環順暢，好好排掉老廢物質，而不是累積在體內。排不掉的廢物若累積在體內會變成毒素，最後就會汙染我們的身體，體內百分之八十的毒素則是來自沒有被正常消化吸收的腐敗食物。

水果從消化到吸收只需三十分鐘左右的時間，在「咀嚼」類的食物中，它所花費的時間最短，所以是最適合在排放週期攝取的食物。因為水果不需要經過複雜的消化過程，也不會消耗大量能量，所以當成早餐可以盡量減少消化過程中的能量消耗，有助於身體排放出老廢物質。

不能不吃早餐嗎？

當我要大家吃水果當早餐時，很多人會有以下反應。

「早上吃東西時，我會覺得肚子脹脹很難受。」

「吃早餐不會更容易變胖嗎？」

「與其花時間吃早餐，我寧可多睡十分鐘。」

「我討厭水果。」

早上的水果餐是幫助身體循環，改善消化能力，促進新陳代謝的起點，更是身體的重要能量供給來源，用來抑制不穩定的荷爾蒙和不受控的假性飢餓感。

睡眠期間，我們的身體會休息、再生和修復。換句話說，睡覺依舊會消耗能量，「大腦」也會持續不停運轉。此時，大腦的能量來源是「糖」。我們不會邊睡邊吃，所以人體在睡眠期間也會消耗能量。

在準備開始一日行程的上午，我們要充分攝取含有健康糖類的水果，讓身體補充前一晚消耗掉的養分。如果我們跳過早餐，身體就會處於能量枯竭的狀態，本來應該正式燃燒熱量的白天時段就會轉為「儲存」能量，減少熱量的燃燒。

當我們收入不穩定，不知道薪水何時才會進帳感到不安時，即便薪水真的入帳了，我們也只會想著該如何多存些緊急預備金，而不會想要多做消費。同理可證，如果我們不吃早餐，就只會讓自己變成易胖體質。

早上的水果餐能夠幫助我們抑制假性食慾，假性食慾顧名思義就是出於肉體或心理層面的「虛假」慾望，而不是對食物有真正的需求。

減過肥的人應該都有過這種經驗，我們想吃辣炒年糕、泡麵、麵包和巧克力這些食物的慾望會變得很強烈。為了減肥，努力執行的飲食控制造成的補償心理會帶來假性食慾。真正的食慾是因為肉體感到飢餓，於是對身體發出需要進食的訊號，但假性食慾並不是這麼一回事。

我們必須在早上吃水果餐才能控制住這種假性食慾。比起精緻碳水化合物、液態果糖和合成甜味劑，人體最喜歡的是天然的糖分，如：白飯中的葡萄糖、水果中的果糖，以及能夠慢慢提高血糖，被我們稱為健康碳水的地瓜和南瓜等食物。

減肥的過程中，如果過度限制碳水化合物的攝取量，或因為消化不良導致身體無法充分吸收所需能量，能量不足的身體就會變得不穩定。在這種情況下，若又因為月經週期、天氣、壓力、過大的活動量等各種因素比平常出現更大壓力的話，身體就會認為現在進入「緊急」狀態。這時比起健康的糖，我們會更想要攝取那些能迅速提高血糖，容易儲存為脂肪的精緻碳水化合物、液體果糖或合成甜味劑。

沒有女生會想在月經前吃糙米飯，也沒有人會因為減肥的補償心理就蒸地瓜來吃，或是在感受到工作壓力的瞬間還能優雅地泡壺綠茶來喝。這就是為什麼你會在生理期前特別想吃麵包或辣炒年糕，以及感受到壓力時會暴飲暴食的原因。

假性食慾會以咀嚼的慾望和對碳水化合物（糖）的需求方式呈現。上午的水果餐能夠一次解決這兩個慾望，也比較容易控制住突然出現的假性食慾。

壓力荷爾蒙「皮質醇」

當我們走在路上遇到猛獸時，人體會瞬間承受巨大壓力，這時大腦會在瞬間判斷應該逃跑還是戰鬥。我們經常會舉這個「例子」來解釋皮質醇這個荷爾蒙。在遇到猛獸的壓力情境下，我們的身體會快速分泌出被稱為壓力荷爾蒙的皮質醇。人體分泌出皮質醇後，我們會在瞬間判斷該和猛獸戰鬥或是逃跑，接著付諸行動。在我們逃離猛獸，存活下來並找回安全感後，人體就會減少皮質醇的分泌。皮質醇分泌正常時，即便遇到猛獸，我們也能在瞬間快速逃跑。

皮質醇是人體不可或缺的荷爾蒙，但它也是一把兩面刃，分泌過多會對新陳代謝帶來負面影響。古代遇到猛獸時，我們只要逃跑就能解決問題，但面對那些無法逃跑也無法解決的各種慢性壓力，現代人也只能任憑皮質醇分泌過量。

如果長期分泌過量的皮質醇，為了獲得能量來應付可能會出現的緊急狀態，人體會開始產生額外的能量需求，也就是開始對「糖」產生更大的慾望。因此，當我們感受到壓力，對食物的慾望就會增加，進而吃下麵包、年糕和餅乾等碳水化合物類的加工食品。

出現壓力的瞬間，比起消化食物，人體會致力於脫離危險狀況，所以消化速度會暫時變慢，對食物的慾望也不高。過了一段時間後，因為人體持續處於危機狀態，此時身體就會發出要我們多吃多儲存的訊號。這也是為什麼在結束高壓工作環境後，我們會出現補償心理，要不是晚餐暴飲暴食，就是飯後還要來份零食點心。偏偏腹部脂肪細胞又對皮質醇特別有反應，在這種情況下攝取的食物非常容易被人體轉換成內臟脂肪或腹部脂肪。

水果早餐的四大原則

水果餐雖然對人體有很多好處，但若方法錯誤，反而有可能會出現副作用。因此，吃水果餐要遵循正確的指引。二十歲出頭的H在看完網路介紹後，開始吃起了水果餐，但他的身體卻同時出現時睡時醒的睡眠障礙和飲食障礙。H每天在一樣的時間醒來，得吃下十五包堅果後才能再度入睡。他雖然不想吃，但飲食障礙讓他無法改變現狀，甚至影響到睡眠。H的狀態非常差，所以他需要花更多的時間來改善。

規則①：空腹吃水果

因為人體消化水果的速度快，所以水果不可以和其他食物一起攝取。以正常飲食為例，當我們吃了不含加工食品的健康餐點時，人體最少需要八至十個小時才能消化完畢，但水果卻不用三十分鐘。說得更精準一點，胃部消化了果肉後，水果的單糖類會經過胃進到小腸吸收。在非空腹狀態下吃水果時，水果的單糖會因為胃裡的其他食物無法進到小腸，在胃中和其他食物混合並腐爛。

當水果無法被正常消化吸收而腐爛時，腸內就會產生不必要的氣體，我們會感覺到腹部鼓脹，又稱為脹氣。因此，為了讓人體能順利消化和循環，我們只能在吃中餐前，空腹狀態下攝取水果。

規則②：第一頓水果餐要在起床後的三十至六十分鐘內吃完

睡眠期間，身體的消化、代謝和循環功能都會進入省電模式。即便我們已經起床了，但因為人體需要時間開機，所以這些功能也不會馬上轉換成ＯＮ模式。因此，我們最好在起床後的三十分鐘後吃第一頓水果餐。但，又為什麼不能超過一個小時呢？

就寢時，人體長期處於空腹狀態。但在入睡後，身體並沒有跟著一起睡著，所以它會希望能在起床後馬上獲得能量。如果起床後一個小時內都沒有能量進入體內，身體就會判斷目前能量不足，進入「緊急」狀態。身體感覺到不安後，為了以防萬一就會開始減少熱量消耗。白天則會因為補償心理出現假性食慾，所以即使分量不多，我們也要準時吃第一頓水果餐。

如果是早上起得晚，上午活動量少或是因為輪班等各種原因導致生活不規律的人，你只要根據自己的「起床」時間吃水果即可，不用執著於「幾點」。

規則③：到午餐前一小時為止，至少吃兩次以上的水果

人體消化水果大概只需要三十分鐘左右的時間，如果上午只吃一次水果，我們所攝取的能量會遠遠不夠活動所需消耗的能量。身體在上午感覺到能量不足，一旦進入攝取週期，人體就會自動降低燃燒效率，並容易因為補償心理出現假性食慾。

因此，在午餐的前一小時，我們至少要吃兩次水果才能提供身體足夠的能量來源。一次吃好幾種水果的話會變得比較難消化，所以我建議大家一次吃一種就好，而兩餐之間最好間隔六十分鐘以上（至少三十分鐘）。

規則④：吃水果時，只能配「白開水」

早上的水果餐最好配著水一起吃。

在睡眠期間，因為人體的消化功能會減弱，所以和水一起攝取時，水果會變得比較

容易消化吸收。就像用果汁機打果汁一樣，如果一滴水都沒有，果汁機會攪不動。因為剛起床時的消化功能較差，所以即便是容易消化的水果，也必須和水一起攝取，人體消化起來才會更輕鬆一點。

當身體循環不佳、全身冰冷或健康狀態較差時，吃西瓜、梨子、哈密瓜和柳丁等水分多的水果或剛從冰箱拿出來的冰冷水果，有可能會出現拉肚子、身體變冰冷等副作用。此外，當天氣突然變冷、下雨、下雪或換季出現劇烈氣溫變化時，身體冰冷和拉肚子等反應都有可能暫時變得比較嚴重。

這些因為身體狀況或是外部環境因素造成的副作用都只是暫時現象，我們可以用「水分多的水果＋熱水」的進食方式，或是先把水果從冰箱拿出來回溫，等寒氣散掉後再食用即可。

正確食用水果早餐的四大原則

規則①：空腹吃水果

規則②：第一頓水果餐要在起床後的三十至六十分鐘內吃完

規則③：到午餐前一小時為止，至少吃兩次以上的水果

規則④：吃水果時，只能配「白開水」

找出適合自己的水果

雖然我們常說早上吃的蘋果是金蘋果，但如果你的消化能力較差，可能會難以消化蘋果中富含的纖維質。大部分的人初期最不喜歡吃的水果就是蘋果。吃完蘋果後，消化功能較差的學員經常會出現腹脹感、脹氣或拉肚子等副作用。

番茄的果皮也不好消化，就算用果汁機打成果汁，也無法完全打碎番茄皮。對較脆弱的腸胃來說，一早就攝取連果汁機都無法打碎的番茄皮時，只會造成消化系統的負擔。

如果你的消化能力較差，開始吃水果早餐的第一個月要建議盡量避開蘋果、番茄、連皮一起吃的水果（莓果類、白葡萄、無花果等）。就像母親擔心嬰兒吃副食品消化不良，會把葡萄皮一一剝掉，只讓孩子吃果肉一樣，我們也要根據自己的狀況選擇適合的食物。

在諮詢時，我會告訴學員要找出適合自己的水果。因為每個人的健康狀況不一樣，適合或不適合的水果也都不同，所以我們要觀察身體的消化狀況來找出答案。

一開始，我們很難判斷哪一種水果適合自己，也搞不清楚哪種反應是不好的，哪種反應是好的，甚至有很多人根本沒有任何感覺。

受到前一天的菜單、當天的消化能力、身體狀態和生理週期等因素影響，即便是相同的水果，初期也有可能每天都出現不同反應。出現副作用時，不要因為一至兩次的經驗就馬上排除掉該水果。我會建議多試個幾次，仔細確認消化反應後再做決定。

隨著身體狀況逐漸改善，我們對水果的反應也會出現變化。消化能力變好後，原本無感的人會開始讀懂自己身體所出現的消化反應，像是脹氣、肚子不舒服或消化不良等。一開始可以輕鬆入口的水果也有可能突然變得難以下

水果早餐的副作用

+ 嘴巴四周覺得搔癢或牙齦腫起（免疫力差的情況）
+ 手腳冰冷和拉肚子
+ 脹氣、消化不良
+ 只吃一點點水果就覺得飽
+ 反胃溢酸、胃痛
+ 比其他水果更容易覺得餓（胃痛的空腹感或飢餓感等）

嘛，原本吃不下去的水果也有可能突然變得容易食用。
因此，在身體進入穩定期之前，建議大家可以多方嘗試各種不同的水果。

多數人都喜歡的水果Best

+ 果肉較軟的水果：香蕉、草莓、奇異果、芒果、軟桃……等
+ 水分較多的水果：西瓜、梨、哈密瓜、橘子、鳳梨……等

【盡情提問】水果早餐

Q 一次要吃多少水果呢？

A 每個人每天所需的攝取量都不一樣。

每個人每天的身體狀況都不同，消化能力也不一樣。如果要求所有人每天早上都吃一顆蘋果或兩根香蕉，這種一成不變的菜單反而是最不正確的方式。有些人吃一根香蕉就覺得很飽，但有些人要吃到五根才有飽足感，那麼吃五根香蕉的人就錯了嗎？

每次吃水果時，建議八分飽就好。我們可以根據當天的身體狀況、消化能力和前一天的菜單，攝取適量的水果，不需要規定一個固定的分量。

今天吃五根香蕉才覺得飽的人，隔天有可能只吃一根就覺得飽了，所以不需要統一分量。

Q 空腹時，可以吃鳳梨、橘子這種「酸性」水果嗎？

A 可以！

消化過程中，水果的「酸」會變成鹼性，水果不是酸性食物，而是應該當成鹼性食物。水果不會讓身體酸化，也不會影響消化，所以如果消化沒問題的話，我們可以放心吃鳳梨和橘子這類水果，它們並不會對身體造成影響。

Q 對糖敏感的人（如：多囊性卵巢症候群或糖尿病患者）也能用這個方法嗎？

A 可以，沒有問題！

在二〇〇四至二〇〇八年，中國曾對五十萬名三十至七十九歲之間的成年男女進行研究，結果指出每天吃水果的人罹患第二型糖尿病的機率比沒有每天吃水果的人還要低百分之十二。

因為水果的糖不是精緻糖，所以不會對血糖帶來負面影響。研究結果顯示，每天吃新鮮水果並不會增加罹患糖尿病的風險。

即便如此，也不是說攝取水果就能無條件預防和改善糖尿病，只不過許多人對水果的效果有著錯誤認知，尤其韓國習慣在飯後吃水果，所以許多人唯獨對水果中的「糖」非常敏感。飯後水果不只會影響消化，更會影響血糖，但空腹吃的水果不會對血糖帶來負面影響。根據我指導一二型糖尿病患者飲食的經驗，無論是初期糖尿病患者，還是一週需洗腎三次的重症糖尿病患者，他們在水果餐和正常餐的飲食控制後，初期糖尿病患者的血糖指數恢復正常，不需繼續服用糖尿病藥物，而原本需洗腎的重症糖尿病患者的血糖則穩定了下來，有些人甚至不需再施打胰島素針。

空腹吃水果的確會讓血糖短暫上升，但和一般的食物相比，兩者的數值並沒有太大差異，光憑這點很難斷定「水果對糖尿病有害」。此外，水果含有纖維質，所以它不會像飲料一樣，讓血糖瞬間急速上升。

糖尿病的預防與改善並不會單純因為攝取水果而產生改變，飲食習慣才是影響糖尿病的主因，所以我們一定要養成正確的飲食習慣。

Q 聽說空腹吃香蕉對身體不好，早餐可以吃香蕉嗎？

A 空腹吃香蕉並不會對健康帶來負面影響。

雖然有些人主張空腹吃香蕉會因為吸收率較高，導致身體攝入過量的鎂，對心血管造成負面影響，但是早上起床時，因為睡眠造成長時間的空腹狀態，這時不管我們吃什麼，吸收率都會很高。此外，這個說法認為空腹吃香蕉會使得人體攝取到過量的鎂，但若要因為鎂「過多」而造成心血管問題的話，以腎臟功能不全的人為例，他們必須一次吃下三百五十毫克以上的鎂才可能出現危險。換句話說，如果要吃香蕉吃到鎂過量的話，他必須一次吃下一點五公斤以上的香蕉。洗腎的糖尿病患者只要不在早上空腹吃下一點五公斤的香蕉就不會危害健康。

Q 早上可以吃柿餅當水果餐嗎？

A 柿餅這類的水果乾不適合作為早餐。

我們選擇水果當早餐是為了利用水果容易消化的特性，溫柔喚醒沉睡中的腸胃，盡量減少消化所需消耗的能量，讓身體能集中火力在排放老廢物質上。柿餅這類的水果乾水分含量少，纖維也較硬，身體反而會不好消化。

中餐和晚餐要吃能夠喚醒代謝的正常飲食

在前面章節，我們曾經說明過關於攝取週期（中午十二點～晚上八點）的概念。屬於這個時段的午餐和晚餐，我們最好是吃一般的正常飲食。因為我們的身體在這個時段開始正式燃燒熱量，所以好好吃東西是最重要的一件事。雖然市面上有很多標榜為「健康代餐」的便利食品，但這些食物說到底還是無法取代正餐。

在身體燃燒最多熱量的時段，人體需要的不是奶昔這種代餐食品，而是富含天然營養的「真正」食物。雖然代餐是用健康食材製成，但因為它經過「加工」處理，所以很難說它是百分之百健康。如果代餐能夠完美取代飲食的話，那為什麼需要謹慎控制血糖的糖尿病患者或進食有困難的重症患者們沒有用奶昔取代他們所有的飲食呢？

在實驗室中，我們雖然可以做出含有和米飯相同的碳水化合物成分的奶昔，但卻不能憑空變出和米飯一樣的東西。雖然可以做出含有纖維質的飲料，但我們沒辦法模仿蔬菜含有的所有營養成分。

在活動量最大、燃燒最多熱量的攝取週期中，我們應該提供健康且足夠的普通食物作為身體燃燒熱量的能量來源，而不是選擇代餐食品。

蛋碳纖正常餐，按照112飲食法吃東西

這麼說起來，我們到底該怎麼吃才好呢？只要是有過減肥經驗的人應該都聽過「碳蛋脂」這個詞。碳蛋脂是由人體所需營養成分「碳水化合物、蛋白質和脂肪」三個詞縮寫而成，健身房教練和減肥業者經常把這個詞掛在嘴邊。

然而我推行的方法不是碳蛋脂，而是要求學員吃中餐和晚餐時，要按照「蛋碳纖食譜」進行。蛋碳纖食譜需要注意的面向很多，但首要之務是限制種類個數。

對身體來說，消化功能比我們想像的都還要來得重要。即使沒有考慮到個人身體狀態，這個無論男女老少，甚至連重症患者都能執行的正常飲食法，其秘密就在於限制種類個數。

在諮詢的過程中，除了單純想減肥的人之外，我也經常遇到患有重大或罕見疾病的人。敵不過家人勸說而找上我的I就是這樣的例子。I是一位六十歲後段班的男性，在動

完胃癌手術後，他的胃只剩下百分之三十，卻因為受不了疼痛和全身無力的副作用，他中斷了抗癌療程。

為了I，妻子準備了各種對癌症患者有益的抗癌食譜，但對他來說，吃飯是一件折磨人的事。妻子準備的菜單是眾所皆知的健康食品大集合，問題就在於同時出現太多種類的食物。

比起暴飲暴食，同時吃下各種不同食物反而更難消化。食物進到體內後，人體無法像果汁機一樣把食物全部打碎消化，而是必須為消化做好各種準備。換句話說，根據蛋白質、碳水化合物和脂肪等各種成分，人體需事先準備好能滿足各種營養素的消化條件。

根據各個營養成分所需的消化條件，身體會分泌消化液和消化酵素，並開始進行消化活動。雖然肉和海鮮都是蛋白質，但因為成分不同，人體也無法同時滿足不同的消化條件。就算是分量很少的健康菜單，人體也不可能達到「完全消化」的境界。種類越多就越難滿足各種消化條件，消化只會變得更加緩慢。

在消化過程中，人體雖然會消耗掉巨大能量，但因為不可能同時滿足各種食物的消化條件，那些無法被消化掉的食物就會在腸胃中腐爛。食物腐爛後產生的氣體和老廢物質，當然會對腸道健康帶來負面影響。

為了有助於人體消化，我們應該在吃到足夠分量的情況下，限制食物的種類數量，而非盲目減少食物攝取量。

開始對I進行飲食指導後，我做的第一件事情是請他先停止吃有益抗癌的各種超級食物。一開始，我要求他吃粥。過了兩個禮拜後，菜單才換成正確的普通餐。經過一個月的飲食控制後，他的身體狀況出現好轉，並重新開始先前中斷的抗癌治療。

正常飲食法的重點在於選擇人體所需要的食物，限制種類數量以幫助消化，並攝取符合身體需求的分量。從現在開始，我們的中餐和晚餐都可以吃一般的食物，但請固定攝取一種蛋白質、一種碳水化合物和兩種纖維質。

蛋白質，不是吃越多越好

因為婚後的身體狀況急速惡化，我為了活下去，四處找了不同的教練求助。當時的我抱著必死決心，一心只想擺脫平白無故上升的體重以及各種原因不明的疾病。

第一位教練信誓旦旦說，因為我是體重過重加上肌肉量不足，所以只要運動同時搭配飲食控制，我一定可以輕鬆瘦到一定的體重。為了成功達到目的，我所攝取的蛋白質要和體重成正比。（例：體重六十公斤＝蛋白質六十公克）

當時我的體重超過七十公斤，如果要攝取七十公克的蛋白質，我一天至少要吃四百公克的雞胸肉（每一百公克的雞胸肉約含有二十公克的蛋白質）。我根據教練的指示，每天早、中、晚餐都分別吃下一百二十公克的雞胸肉。

我滿心期待著能變得健康，但卻沒有持續多久。過了一段時間後，打嗝和放屁的次數變得越來越頻繁，甚至打嗝時會覺得反胃想吐，我的身體出現了難以消化這些食物的反應。教練說這是身體還在適應的過程，於是我堅持了下去。每週三次重訓和兩次有氧運動的訓練下，我雖然在一個月內瘦了五公斤，但卻流失了三公斤以上的肌肉。我又持續執行了兩個月，但後續瘦下來的體重卻少之又少。到了測量體重的日子，教練看到我的體重沒有下降或肌肉量沒有上升時，臉上露出的責備神情總讓我覺得十分有壓力，於是我最後決定更換教練。

第二位教練把重點放在因減重而流失的肌肉上。他認為我攝取的蛋白質不足以應付運動量，所以他建議我一天要攝取「體重乘一點五倍」的蛋白質。在教練的要求下，我增加了蛋白質攝取量。運動完，我會補充蛋白質零食，每餐都吃蛋白、無脂肪的牛肉或雞肉。偶爾在教練的允許下，我會吃白肉海鮮或低脂肪的豬肉等。雖然進行了嚴格的飲食控制，但我反而覺得身體變得更疲勞了。

那時的我經常覺得疲倦到快要昏倒。早上起床時，臉部還會嚴重水腫。在這之後，我又跟著好幾個教練試了高蛋白飲食法，但都沒有什麼明顯的成效。

高強度運動和高蛋白飲食法在我身上沒有成效的理由很簡單，因為當時我的身體不具有能夠消化高蛋白飲食的能力。

蛋白質當然是健康的營養素，但因為含有較多營養成分，所以身體很難滿足所需的消化條件。比起碳水化合物和纖維質，蛋白質的構造更牢固，消化過程更複雜。食物從嘴巴進入食道就開始一連串的消化過程，當我們咀嚼米飯時，米飯會因為口中的「唾液」開始進行分解，但蛋白質卻不會被唾液分解。我們雖然能用牙齒把蛋白質切成小塊方便人體消化，但蛋白質的分解是從「胃」開始，而非口腔。

我們的口腔和內臟都是由蛋白質組成，若是為了快速消化構造堅固的蛋白質，在不是腸胃道的地方分泌出強酸的話，由蛋白質組成的身體會無法承受。因此，蛋白質會在胃、十二指腸和小腸中緩慢消化。如果人體的腸胃功能差，攝取蛋白質的過程中就會發生問題。

高蛋白飲食出現的負面身體反應

+ 吃飽後的四個小時內出現假性食慾。
+ 放屁和打嗝的次數頻繁。
+ 進食過程中或飯後會突然感到口渴。
+ 腹脹感嚴重。
+ 消化不良脹氣。

如果你在嘗試高蛋白飲食法時，身體出現以下症狀的話，比起市面上定型化的高蛋白飲食菜單，我更建議大家根據自己的消化能力調整烹調方式、分量和種類等項目。

動物性蛋白質和植物性蛋白質，哪一種比較好？

在諮詢過程中，我發現大部分的人對蛋白質抱有以下成見。

「動物性蛋白質雖然好吃，但容易變胖，是不健康的蛋白質。」

「植物性蛋白質雖然沒那麼好吃，但比較不會變胖，是健康的蛋白質。」

然而，事實上我們很難斷定哪一種蛋白質比較健康。根據目前為止進行的無數研究，我們找不到任何證據可以百分之百指出哪一種營養成分比較好，哪一種營養成分有害健康。也就是說，世界上所有的營養成分和食物中，沒有特定哪一種是最好的，也沒有特定哪一種是最差的。

動物性蛋白質不一定就都不好，植物性蛋白質也不一定就都優秀。蛋白質並不單單只是一種營養成分，它更是組成人體的重要物質，肌肉、血液、骨頭和細胞等各個部位都能看到蛋白質。過量攝取動物性蛋白質時，當然會引發問題。一提起減肥，我們就經常想到「高蛋白低碳水」飲食法，但記得要避免自己掉入「高蛋白質」的陷阱。

動物性蛋白質

雖然很多人都說應該避免攝取動物性蛋白質，但動物性蛋白質中有著植物性蛋白質沒有的飽和脂肪酸和必需胺基酸，所以我們不能將動物性蛋白質完全排除在飲食之外。

所有的動植物都需要胺基酸。植物可以透過陽光和水製造出胺基酸，但人類和大部分的動物都只能製造出一部分的胺基酸，所以我們得從食物中攝取必需胺基酸。植物性蛋白質雖然比動物性蛋白質含有更多種類的胺基酸，但卻缺乏了必需胺基酸，所以比起只攝取特定一種蛋白質，均衡攝取多種類的蛋白質更有利於營養。不過，因為動物性蛋白質的營養成分複雜，所以它需要的消化條件會比植物性蛋白質來得刁鑽。動物性蛋白質攝取過量時，不只會出現消化困難，更有可能讓我們暴露在老化和各種文明病的風險之下。因此，我們要根據身體的消化吸收能力適量攝取。

動物性蛋白質的確是比較難被消化的蛋白質。當消化能力較差時，根據烹飪方式和種類的不同，人體對動物性蛋白質會產生不同的反應。

	動物性蛋白質的種類	一餐的基本分量
肉類	雞、牛、豬、鴨、羊等（肉的種類，部位皆可）	一百至一百二十公克（煮熟後的重量）或一顆柳橙的大小
魚排類	鯖魚、馬鮫魚、黃魚、白帶魚、鮭魚、明太魚、蝦子、花枝、短爪章魚、小章魚、血螺、花蛤、貝類等	小尾鯖魚二分之一～一尾或一顆柳橙的大小
蛋類	雞蛋、鵪鶉蛋	雞蛋兩顆或鵪鶉蛋約十五顆

以雞蛋為例，在人體消化功能較差時，我們依然能輕鬆吃下含有水分和油脂的蒸蛋、蛋花湯、炒蛋和煎蛋等料理，但若是吃水分含量低的水煮蛋或煙燻蛋，就算只吃一顆也會覺得消化不良或脹氣，打嗝時甚至還會出現不好聞的氣味（代表消化困難）。

攝取動物性蛋白質時，比起完全沒有脂肪的雞胸肉和醬滷牛肉等肉類料理，我建議選擇含有少許脂肪的部位，添加水分和油脂進行烹調，煮成溫和不刺激的料理。

植物性蛋白質

雖然植物性蛋白質不含脂肪容易消化，但因為缺乏必需胺基酸，且吸收效率也沒有動物性蛋白質來得好，所以吃起來會缺乏飽足感。根據不同的身體狀況，有些人在攝取植物性蛋白質後，反而出現假性食慾，吃起飯後零食或暴飲暴食。

接下來是三十多歲家庭主婦J女的真實故事。J女長期都非常痛苦，因為她臉上長滿原因不明的蕁麻疹，她找我諮詢的原因不是為了蕁麻疹，而是想要解決暴食症。為了治療從臉部沿著脖子擴散到全身的蕁麻疹，J女曾到大學醫院和知名的韓醫診所就診，甚至還嘗試過氣功治療，可說是無所不用其極。

即便如此，她的症狀絲毫沒有好轉，陷入苦惱的J女偶然看到了一則強調動物性蛋白質不好的影片後，她就開始吃起了以植物性蛋白質為主的素食餐。改變飲食習慣後，蕁麻疹的確暫時好轉了，但六個月後，蕁麻疹又開始不規則地擴散開來。與先前不同的是，她開始對碳水化合物產生執著。

自從她改成只吃植物性蛋白質的素食餐後，從某一刻開始，她就變得無法控制自己對「麵包」等精緻碳水化合物的強烈慾望。一有空，她就會去光臨知名的素食麵包店。來找我諮詢的那天，她也先去逛了工作室附近的知名麵包店。

雖然J笑稱這是所謂的麵包巡禮，但她對碳水化合物的執著，已經不是可以一笑置之的程度。她每天跟著凌晨就要出門上班的丈夫起床，一整天獨自育兒，同時還要處理家務事。對J來說，植物性蛋白質無法提供身體所需的熱量和飽足感，她對麵包的執著就是來自於補償心理。因此，當我們進行飲食控制時，比起單純計較吃和不吃什麼，更重要的是要注意「該吃多少，該怎麼吃」，評估菜單是否符合當下的情境和健康狀態。

因為植物性蛋白質的飽足感較不足，所以我們不會像動物性蛋白質一樣限制攝取量，最好是盡可能吃多一點。如果有飲食障礙的困擾或是出現強烈的假性食慾，在控制住假性食慾之前，我會建議先不要吃植物性蛋白質。即便需要減少蛋白質攝取量，中餐和晚餐吃動物性蛋白質會讓我們更容易控制住食慾。

此外，其實像豆腐和豆子這類植物性蛋白質的代表食物並不容易被胃給吸收，反而會長時間停留在體內，屬於易發酵食品。消化功能不好時，容易出現脹氣的副作用。因此，在飲食控制的初期，我並不推薦大家吃植物性蛋白質。

動物性蛋白質的種類		一餐的基本分量
豆類	豆子、豆腐、納豆等	吃到八成飽
菇類	金針菇、秀珍菇、杏鮑菇	

我不想吃動物性蛋白質！

當我提到攝取動物性蛋白質的必要性時，有些人就會開始談論各種關於畜牧業環境和倫理的問題。我也認同韓國的工廠式畜牧有很大的問題，像是在不衛生的環境下注射大量抗生素，以及為了快速成長而施打大量生長激素。

但是，只有肉類有這種問題嗎？在被汙染的土地上種植的蔬菜，在水銀和塑膠微粒氾濫的大海中成長的魚類，噴滿農藥的水果等，難道這些食物就很健康嗎？如果每餐都能吃自然放牧長大的肉類、有機蔬菜和水果的話，當然會是最好的選擇。

然而，在公司聚餐或朋友聚會等各種場合中，我們不可能堅持只吃自然放牧的肉類和有機蔬菜。理論和現實是有差距的，我們無法忽視社會上人際關係等各種現實層面的考量。

我們不可能跟所有人說明畜牧業的現況並說服他們，更不可能要求別人每餐都配合我們。理論再怎麼好，一旦妨礙到日常生活或是造成自己的壓力就稱不上是好的飲控菜單。在不影響日常生活的前提下，我們必須懂得讓步妥協。因為我們不可能為了一個飲食法，戰戰兢兢過著每一天。

如果擔心魚類體內的水銀或鉛成分，就不要吃鮪魚或金槍魚這種體型龐大，可能含有大量水銀位於食物鏈上端的魚類。反之，我們可以選擇水銀含量較少，位於食物鏈底端的鯖魚或鮭魚等魚類，利用這種方式調整飲食內容。

不用百分之百完美，也沒有理由一定要完美。最棒的飲食法就是不會對日常生活產生困擾，也不會造成自我壓力，能夠長久維持下去的食譜。

碳水化合物是無辜的

雖然我們可以透過嚴格限制碳水化合物的節食菜單和高強度的運動來達到快速減重的效果，但因為身體變成儲存性質較強的體質，之後就算我們只攝取少量的碳水化合物，體重也會馬上增加。即使減肥成功，只要遇到週末、連假和休假時，體重就會一點一點慢慢增加，很快就又會回到原點。如果我們再次嘗試減肥，那就要比之前吃得更少，運動得更多才有可能達成目標。

我們總說「因為碳水化合物又變胖了」，但其實碳水化合物是無辜的，身體是因為錯誤的減肥方式而變成易胖體質。碳水化合物是我們身體最需要且最喜愛的能量來源，尤其「大腦」可使用的能量就只有葡萄糖，所以要是在低碳減肥的過程中感覺到頭昏腦脹，這就代表體內的葡萄糖不足。

以白米為基準，成人平均一餐所需的碳水化合物最低攝取量是七十公克左右。顧名思義，這是指我們一整天什麼事情都不做，就只是呼吸著空氣，身體所需要的「最低」攝取量，而不是建議攝取量。我們要根據每個人的活動量、消化狀態和是否有假性食慾來調整碳水化合物的分量。如果我們用節食的方式，讓碳水化合物的攝取量小於最低值時，人體就會開始燃燒脂肪。低碳飲食法就是利用這個反應來減肥，但限制碳水最令人擔心的就是「能否持續維持下去」。

加州史丹佛大學研究團隊對被稱為低碳減肥法創始的阿特金斯飲食法（Atkins diet）進行研究發現，維持六個月的低碳飲食後，受試者會平均大幅度瘦下十公斤，但再經過六個月後，他們的體重又會逐漸上升。

復胖的原因就在於無法「維持」。當碳水化合物被限制在最低需求量以下時，身體會直接燃燒脂肪，我們當然能獲得顯而易見的成果。問題是這個飲食法能適用於所有用餐場合嗎？

「吃飯了嗎？」

「一起吃頓飯吧！」

「要記得按時吃飯。」

在韓國這個用「飯」相互問候的國家裡，我們很難在毫無壓力的情況下，用這個飲食方式過日子。此外，我們也要思考把碳水化合物限制在低於身體所需的攝取量之下，促進脂肪燃燒的方式真的是因為「新陳代謝」變得順暢，而達到的「健康減重」嗎？

在限制碳水化合物的攝取量之後，有些人的確改善了身體發炎的問題。然而，我也遇過非常多人在執行了極端的低碳減肥後，荷爾蒙分泌出現問題，導致身體出現月經失調、甲狀腺機能低下和免疫疾病等問題。

限制碳水化合物後，如果發炎症狀出現好轉的話，我們就要思考一下原本是否攝取了過多的精緻碳水化合物或液態果糖。也有可能是因為過去我們無意間攝取到「品質」不好的碳水化合物，當總量受到限制後，發炎反應就跟著好轉。

既然如此，我們應該吃多少碳水化合物呢？

用餐時，不要選擇麵、年糕等這類的精緻碳水化合物，而是吃「飯」來攝取達到所需分量。建議每餐至少攝取一百公克，並根據個人狀況自行加減。進行一對一指導時，我會根據每個人的消化反應，假性食慾的程度，是否有飲食障礙問題，或是罹患多囊性卵巢症候群、糖尿病等各種疾病來調整學員的碳水化合物攝取量，有些人一餐吃七十公克，有些人則會吃到三百公克。當身體適應了新的飲食法，開始出現改善後，我會開始慢慢幫大家調整分量，平均攝取量落在一百至一百五十公克。

低碳好還是高碳好，雖然坊間總是議論紛紛，但比起嚴格限制和過量攝取，我們該做的是減少攝取精緻碳水化合物，避免血糖產生大幅度波動，並根據個人活動量和健康狀態攝取一定分量的碳水化合物。

糙米對所有人都是健康的？

很多人認為糙米、雜糧和燕麥比白米還要「健康」，並一口咬定減重時應該限制白米的攝取量。但我們真的能鐵口直斷說，糙米是適合所有人的健康食物嗎？

關於這個問題時，我也同樣想先談談健康狀態。雖然雜糧燕麥比白米更能維持飽足感，營養成分也很多，但沒有母親會用糙米做副食品給孩子吃，因為我們知道這些東西不好消化。不管食物營養成分再怎麼好，當身體無法吸收時，它們就只會變成體內的廢物。

對糖尿病患者來說，血糖指數非常重要，但若遇到消化功能較差的患者，醫生也會建議他們吃白米飯。雖說糙米、雜糧和燕麥這類的碳水化合物升糖速度較慢，也能維持較久的飽足感，但因為不好消化，對消化功能較差的人來說，反而會對健康造成危害。

糖和精緻碳水化合物造成的問題全部都被推給了白米，我們不會因為吃了白米，你擔心的高血壓、糖尿病、多囊性卵巢症候群和肥胖等問題就全都找上門來。你遇到的問題不是白米造成的，真正的元兇應該從麵、麵包和年糕等這類精緻碳水化合物或是無意之間

從白米慢慢換成糙米的方法

+ 第一至八週：白米百分之百
+ 第五至八週：白米百分之五十＋糙米百分之五十
+ 第九週以後：糙米百分之百

※ 注意事項：

— 根據每個人的狀態，所需要的過渡期可能不一樣。

— 如果消化功能不好，建議至少吃三個月以上的白米。

— 循序漸進改變時，若出現水腫、腹脹感、脹氣、體重增加等副作用，請先回到前一個階段。

喝下肚的液態糖漿中尋找。

我雖然想幫白米洗清罪名，但我也不是無條件地勸大家攝取白米。我想表達的是，我們應該根據個人消化狀態來決定攝取何種碳水化合物，而非統一要求每個人都吃相同的東西。如果經常有拉肚子、放屁、脹氣、假性食慾、手腳冰冷、水腫或體重變化等問題，我會建議這群人吃白米，而非糙米。

沙拉的雙面刃「纖維質」

來找我諮商的人之中，也不乏有男性學員。然而，不像女性學員因為各式各樣的原因來找我，他們遇到的問題通常比較有限。夫妻同行的不孕諮詢，高血壓、糖尿病和脂肪肝等文明病或癌症等重症患者，無法執行一般減肥食譜的高度肥胖者，還有出現異位性皮膚炎，小兒肥胖等問題的學齡前兒童。

然而，四十歲出頭從事建築業的K是個有點特別的案例。K來找我的原因有大腸激躁症、脂漏性頭皮、掉髮、嚴重的腳底角質、異位性皮膚炎、慢性疲勞。特別的是，大部分的男性對「循環」沒有概念，但K卻對腸道狀態和身體循環有所認知。

一開始，K以為是因為「酒」才出現大腸激躁症和感到疲勞的症狀，所以他決定戒酒，開始運動鍛鍊體力，並改成以外食為主的飲食方式。就這樣，他午餐和晚餐全都叫「沙拉」外送。雖然K努力想要改善身體狀態，但隨著時間過去，他的身體卻變得更加疲勞，腸躁症和其他健康問題依然沒有改善，於是他決定來找我。

K戒了酒並開始吃健康沙拉，但為什麼他的情況沒有改善呢？「健康餐＝沙拉」被視為理所當然的概念，很多人在開始減肥做的第一件事就是購買生鮮蔬菜和沙拉，K也不例外。

然而，沒有考慮到身體狀況下攝取的生菜可能成為毒藥。當受到外部衝擊時，植物為了保護自己會分泌出天然殺蟲劑，這就是「天然毒素」。所有的生菜和果皮上都有著極少量的天然毒素來保護自己。理論上說起來，健康正常的人吃帶皮水果和生菜時，能夠藉由這些「天然毒素」來提升免疫力。這就和提前施打流感疫苗，提高身體免疫力以預防流感的概念類似。

然而，腸胃狀態不好的人如果攝取過多帶皮水果和生菜的話，這些「天然毒素」就會成為腸內害菌的食物來源，導致腸道害菌大量增生。纖維質攝取方式錯誤時，反而會破壞腸胃道的健康。

有些人一吃生菜就會馬上出現脹氣、胃痛、肚子咕嚕咕嚕叫、殘便感或拉肚子等糞便型態改變的症狀，也有許多異位性皮膚炎和乾癬等免疫疾病患者會出現患部復發的情況。因此如果腸胃狀態不佳的話，我會建議大家盡量不要吃沙拉或生菜，先從煮熟的纖維質開始攝取比較好。

聽到我建議吃煮熟的蔬菜後，又有些人會開始擔心營養素遭到破壞。我之所以建議大家吃煮熟蔬菜，考慮的不是只有腸胃道健康而已。生菜含有的維他命和礦物質被鎖在堅硬的細胞壁內部，若因為消化能力差而無法消化堅硬的生纖維質時，人體就吸收不到那些鎖在纖維質內部的維他命和礦物質。蔬菜加熱後，原本堅硬的細胞壁會變軟，我們反而能吸收到更多的維他命和礦物質。

烹調過程中，維他命和礦物質的確會遭到破壞，但煮熟後的營養素吸收率要比生吃來得高多了。

比起單純計較食物所含有的營養成分，人體真正能夠吸收多少才是更重要的事。在消化狀態良好的情況下，生纖維質堅硬的細胞壁可以幫助我們排出體內鹽分和膽固醇，在沒有完全消化的情況下，纖維質也扮演清道夫的角色，在經過腸道的時候順便清除附著在腸壁上的殘渣。

我們不應該斷定「這一定是正確答案」，而是應該根據每個人「當下的消化狀態」來調整飲食方式才是最重要的。

一次搞懂蛋碳纖

蛋白質

動物性
肉類（雞、牛、豬、鴨、羊等）
海鮮（蝦、花枝、短爪章魚、小章魚等）
貝類（血螺、花蛤、文蛤等）
雞蛋、鵪鶉蛋
※可選擇罐裝食品（鯖魚、秋刀魚、鮪魚、扁玉螺等）

植物性
豆腐、豆類、納豆、菇類等

碳水化合物

主要碳水化合物
固定吃「飯」

健康碳水化合物
地瓜、南瓜、栗子、玉米、馬鈴薯等

精緻碳水化合物
麵、麵包、年糕、餅乾等

纖維質

蔬菜類
高麗菜、花椰菜、白菜、洋蔥、青江菜、小黃瓜、豆芽菜、綠豆芽、菠菜、韭菜、茼蒿、甜椒、芝麻葉、生菜、羽衣甘藍、蕨菜、乾白菜、櫛瓜、茄子、南瓜葉、青椒、空心菜、水芹菜、紅蘿蔔、白蘿蔔、牛蒡、蓮藕、桔梗根、黨蔘等

泡菜類
一餐只吃一種！

藻類
昆布、鹿尾菜、海帶、海藻、烤過的海苔（調味海苔ＮＯ）

【盡情提問】正常飲食法

Q 建議的用餐時間為幾分鐘？

A 建議用餐時間為十五分鐘左右。

即便攝取量相同，吃得越快，血糖會上升越多。更重要的是，從開始進食到認知到飽足感，人體需要十五分鐘才能分泌出相關的荷爾蒙。因此，最理想的用餐時間是十五分鐘。

Q 飲食控制期間，一定得戒酒嗎？

A 不用。

因為這是要一輩子持續下去的飲食法，所以我們不需要戒酒。在沒有下酒菜的情況下，輕鬆喝罐啤酒或享受一杯紅酒，在聚會場合中和朋友輕鬆喝一杯，這些都是在飲食控制期間隨時可以做的事情。然而，因為酒類是含有甜味劑的精緻碳水化合物，所以飲酒過量時，我們容易出現假性食慾。喝酒喝到一半狂吃起下酒菜，對冰淇淋等「糖」類產生慾望，或是突然想吃碗泡麵，對碳水化合物產生慾望等都是屬於這種情況。

記住不要過量飲酒，如果是在聚會場合喝酒的話，重點是減少飯量，不再攝取其他種類的碳水化合物，控制碳水化合物的總攝取量。

Q 餐點中少量的蔥、蒜、辣椒等，可以當成每餐應攝取的纖維質種類嗎？

A 不。不被當作一種纖維質。

裝飾用的蔥、生菜包飯中少量的蒜頭和辣椒、增添香氣或去除氣味的蔥、大蒜、辣椒，以上這些都不包含在每餐應攝取的蔬菜種類裡。

Q 外出用餐時，安排食物種類有困難的話，該怎麼辦？

A **盡量在沒有壓力的情況下安排菜單。**

當我們沒有決定菜單的權力或因外食無法完美安排菜單的時候，請盡自己所能就好，避免吃一些不必要的小東西，以免增加了食物的種類個數。因為是不得已的情況，請不要太有壓力，集中精力在維持後續的飲食模式即可。

Q 一定要吃纖維質嗎？

A **是。為了調整成健康飲食，纖維質是一定要攝取的營養素。**

纖維質即便進到小腸也無法被人體完全消化吸收。我們的體內沒有能夠分解纖維質的酵素，所以即使攝取了纖維質也無法作為能量來源。那麼，我們為什麼每餐都需要攝取無法作為能量來源的纖維質呢？

消化過程中，纖維質能夠減緩人體吸收「糖」的速度，避免血糖急遽上升。

此外，每餐都一定要攝取的蛋白質其實並不好消化，消化條件也很嚴苛。人體會分泌大量胃酸來消化蛋白質，纖維質則能中和過度酸化的身體。

此外，大量的纖維質也有助於維持飽足感。如果菜單中少了纖維質，我們就會缺乏飽足感，容易攝取過量碳水化合物和蛋白質。因此，為了調整成健康飲食，我們一定要攝取纖維質。

Q 沒有煮熟的纖維質時，該怎麼辦呢？

A 可以選擇葉片較嫩的葉菜類蔬菜。

因為我們不可能每餐都帶著準備好的煮熟蔬菜，所以只要根據外部環境臨機應變就好。我們可以選擇纖維質較嫩的葉菜類，如：生菜、萵苣和芝麻葉。

Q 什麼時候開始可以生食蔬菜呢？

A 至少一個月內不要吃生食蔬菜。

開始飲食控制的一個月後，我們可以先從纖維沒那麼粗的葉菜類開始嘗試，如果消化反應都正常，之後就可以放心生食蔬菜。

Q 泡菜可以視為纖維質嗎？

A 可以。

只不過醃菜和泡菜這類的「醃漬」纖維質的鹽分高，一餐建議只吃一種就好。

Q 豆子飯中，少量的「豆子」也能算為一種纖維質嗎？

A 豆子被歸類為蛋白質。

消化功能較弱的人吃豆類時，可能會出現脹氣的負面反應。在飲食控制初期，我不建議大家攝取「豆類」的植物性蛋白質。

豆腐和豆類是易發酵食品。易發酵食品是指不容易被腸胃吸收，在腸道內停留過久容易發酵的食物。或許我們會覺得發酵食品對身體不好，但是人體消化這類食品後分解出的糖類是腸道益菌的食物來源。因此，當腸道狀態良好時，豆類和豆腐就是很好的食物。

然而，若腸道狀態不好，導致食物長時間停留在腸道中的話，這類食物會誘發脹氣、拉肚子、腹脹感等消化功能的負面反應。

Q 紫菜飯捲中的「海苔」算是纖維質的一種嗎？

A 可以當作一種纖維質。

如果消化功能較差，飲食控制初期也不建議吃海苔。除了因為很難靠海苔達到人體所需要的纖維量之外，富含纖維質的海苔會刺激腸胃蠕動。腸胃活動力較差的人吃了海苔以後，可能會出現放屁、脹氣、腹脹感或消化不良等反應。

Q 工作需要輪班的話，更改用餐時間也沒關係嗎？

A 沒關係。

我們可以根據個人行程和起床時間，按照「水果早餐→中餐→點心→晚餐」的順序，固定飲食模式即可。

Q 飲食控制時，可以吃營養補充品嗎？

A 可以，只要不是過量服用，我們可以按照原本的習慣補充營養品。

不過，在腸胃功能非常差的狀態下，如果營養補充品是堅硬錠劑，這類的藥錠和賦形劑可能會刺激胃壁，引發噁心、胃灼熱和脹痛等反應。如果遇到這種情形，建議可以改成膠囊和粉末型的營養品，或是先中斷攝取，直到腸胃狀態改善後再開始服用。

控制假性食慾的一日一點心

在幫學員諮詢或上課時，當我告訴大家「一日一點心」的方式時，總會有人再三確認是否真的可以吃點心？接著就會出現吃什麼？吃多少？一定要吃嗎？為什麼要吃？等各式各樣的問題。

我要求大家吃點心的理由很簡單。

「為了讓身體維持在穩定的狀態！」

如果沒有在需要的週期內攝取足夠的食物，身體就會分泌壓力荷爾蒙皮質醇（參考第147頁）。皮質醇分泌過量時，大腦會認為目前處於「危機狀態」，為了應付不知何時才會結束的危機，人體就會轉變成儲存脂肪的體質。就像在戰爭前，我們需要儲備緊急糧食一樣。對身體來說，長達六個小時的空腹等同於進入「緊急」壓力狀況，因此在身體最活躍消耗最多能量，大部分人的攝取週期（中午十二點～晚上八點）時，基本規則就是每天一次，一次只吃一種點心，點心的分量應少於建議的單次攝取量。

雖然有些人會反駁說怎麼可以吃零食，但從很久以前就已經有人指出「少吃多動」的減肥方式是有問題的。麻州大學（University of Massachusetts）研究指出，白天吃一次零食反而有助於減少肥胖風險。也就是說，在適當的時間提供能量，有助於身體燃燒。因此，我們要把點心當成飲食的一部分，就像每天吃維他命一樣，一天要吃一次點心。

吃點心時，最好的選擇就是吃「當天想吃的零食」。在煩惱吃什麼點心之前，我們要先想到後續爆發的「補償心理」。我們不需擔心吃下眼前這塊麵包後產生的熱量，因為那沒有任何意義，我們更應該要擔心的是慾望遭到壓抑後，大腦所產生的補償心理。我相信各位讀者跟我都很清楚，原本吃一塊麵包就能解決的問題，若因為過度壓抑而導致後續爆發的話，那麼絕對不會吃一塊麵包就結束，在還沒吃到餅乾和冰淇淋之前，我們是不可能善罷甘休的。

因此，如果有想吃的零食就不需要過度壓抑，只要調整好一次的分量就能開心享用。等到假性食慾不再那麼旺盛，並且能好好控制自己的食慾時，再把零食換成未加工的健康食品也不遲。我們的身體在適應菜單的同時，也需要一些自我調整的時間。

一日一點心的注意事項

根據個人行程，吃點心的時間最好能控制在「午餐後的兩小時內～吃晚餐的前兩小時」。因為考慮到「血糖」，所以我建議正餐和點心間至少要相隔兩小時以上。空腹狀態的血糖為0，飯後血糖會＋100。若在飯後未滿兩小時內，我們又攝取額外的食物，血糖會再＋100，總血糖則是200。過一段時間後，血糖會再度回到0。

問題是像這樣急速上升的血糖一旦開始下降，血糖也會以加速度方式急速下降。為了控制急速下降的血糖，身體會發出想攝取「糖」的訊號，一旦我們滿足這個慾望，身體就會進入惡性循環。

假性食慾	我的身體狀態	點心推薦
有	有想吃的點心	吃自己想吃的
	單純嘴饞的話	含糖量少，可以好好咀嚼的嬰兒餅乾或豆腐餅乾、糙米餅、地瓜乾等
	消化功能不佳的話	不需要消化就能吸收能量，負擔較小的飲料（少糖的洛神花茶等）
沒有	有運動	蛋白質點心（雞蛋、雞胸肉等）
	沒運動	地瓜乾、栗子、玉米、南瓜等 健康的碳水化合物或堅果類、蔬菜棒等
	不想吃	吃一顆糖果也好，重點是維持飲食模式

※注意事項

+ 禁止把水果當成點心（水果只能空腹攝取）。

+ 吃點心時，至少要和午餐和晚餐之間相隔兩小時以上。

不用過於執著在「ＧＩ值」上

升糖指的是食物中糖的傳遞速度。ＧＩ指數（升糖指數）高代表攝取食物後，食物中的糖流入血液時的傳遞速度太快。如果糖分進到體內，人體就會根據分量來使用這些糖類。

第一輪　能量
第二輪　以緊急能量形式儲存在肌肉裡
第三輪　儲存在脂肪細胞裡

ＧＩ值高的食品會讓血糖急遽上升，體內分泌出過量的胰島素。一旦達到極限，人體就不會按照應有的方式儲存糖分，而是會開始儲存到肝臟（脂肪肝）、內臟（內臟脂肪）等部位。雖說胰島素分泌過量時會導致糖尿病和肥胖等問題，但ＧＩ值依然不能被當成健康度量衡。

問題並不僅僅出在食物的ＧＩ值上，糖的「品質」和攝取量也是不容忽視的部分。

因為糙米的ＧＩ值比白米低，所以糙米就是更健康的食物嗎？甜甜圈的ＧＩ值比白米低，所以吃甜甜圈當正餐會更健康嗎？泡麵和冰淇淋的ＧＩ值遠低於甜甜圈，吃這些東西當正餐會健康嗎？

我們不能單純因為食物的ＧＩ值低，就無條件地說這個食物很健康。廣告中宣稱低糖或無糖的零卡可樂、減肥軟糖、有機麵包等，其實加入了大量的甜味劑代替砂糖調味。我們不能因為包裝上標示出「糖指數」低，就說這些食物比天然水果或白米來得健康。ＧＩ值僅代表糖傳遞的速度，我們不能無條件地把它和食物品質和健康程度之間劃上等號。

食物每一百公克的ＧＩ值

法國麵包	93	馬鈴薯	85	黑麥麵包	64	糙米飯	55	白米	92
玉米	75	冰淇淋	63	甜甜圈	86	泡麵	73	馬芬	59

出處：Naver知識百科

【盡情提問】點心

Q 一定要吃點心嗎？

A 是。如果可以的話，最好固定進食模式。

之所以建議大家在午餐和晚餐之間吃點心，是因為這個時段身體消耗的能量最多。當身體覺得能量充足，就會更認真燃燒熱量。

身體相信每天都能固定取得能量後，就會開始「燃燒」，而非儲存能量。有的時候一天吃兩次，有的時候都沒吃，這時身體就不會把點心當成固定能量，而是當成「剩餘」能量。人體不會燃燒剩餘能量，而是會想把它儲存下來。因此，攝取點心時的重點是要能夠固定模式。

Q 點心的分量是多少？

A 原則上就是一個基本分量。

大部分的加工食品上都會標記出一個基本分量是多少，如果沒有寫的話，點心就吃一個「柳丁」大小的分量即可。不過，比起包裝上的分量，更重要的是根據「每個人的消化反應」進行調整。同一個分量不會對A造成消化上的負擔，但對B來說卻是過量導致消化困難。如果消化不良，下次我們就要少吃一點，用這種方式根據每個人的狀況調整分量。

Q 因為貪吃而無法控制點心量，有沒有什麼解決方式？

A 吃的時候細嚼慢嚥，並同時攝取一些不會讓血糖上升的液體。

如果沒辦法根據身體狀態調整的話，比起單吃點心，建議可以在吃零食的時候細嚼慢嚥，並搭配一些不會刺激血糖上升的無糖（漿）飲料，如：水、茶或黑咖啡等。飽足感和滿足咀嚼慾望有助於抑制假性食慾，也能比較容易控制零食的攝取量。

Q 吃了零食還是出現假性食慾，該怎麼辦？

A 請多喝無添加糖（糖漿）的飲料，如茶、黑咖啡和氣泡水。

假性食慾旺盛時，可以在飯後多喝無添加糖的茶、黑咖啡和無糖氣泡水，這些不算是點心。

千萬不要因為假性食慾就隨便增加點心的分量，這麼做會導致消化困難，血糖急速上升，假性食慾變得更旺盛。這是一環扣一環的問題，一定要小心處理。

對於完全食物乳製品的幻想

L是一位剛滿二十歲的大學生，但卻經常因為腸胃問題和嚴重水腫而感到困擾。以下是在指導飲食的過程中，我們所發生的故事。L三不五時就會發私訊給我，內容大多是抱怨自己的健康狀態沒有改善。他不滿地表示結束諮詢後，雖然按照我的建議認真進行飲食控制，但腸胃和水腫問題卻絲毫沒有好轉。我勸他參加線上指導課程，但不知道為何他總是拒絕我的提議。直到有一天，L因為腸絞痛被送到急診室後，他才終於願意接受我的線上指導。

才一天的時間，我就知道他為什麼一直不願意參加線上指導課程，同時也找出了腸胃問題沒有改善的原因，這一切都是因為L依然堅持攝取乳製品。諮詢時，因為他對排便次數過多而感到煩惱，所以當初我曾建議他先停止吃乳製品一段時間。然而，他卻自作主張地認為只要認真進行飲食控制，吃點乳製品也沒關係。他以疲勞當作理由，每天早上都習慣喝一杯拿鐵，點心時間則會喝奶昔和優酪乳等各種乳製品。

課程開始後，他停止攝取乳製品，同時進行飲食控制。才過了一週的時間，讓原本正常體重的L瘦了三公斤。

L會瘦下來不是因為身體在短時間內燃燒了大量脂肪，也不是因為他的腸胃功能突然好轉。他在停止攝取不適合身體消化狀態的乳製品，並固定飲食模式後，脹氣和腹瀉的次數減少了，原本堅硬鼓脹的腹部變得柔軟，改善了水腫，體重也隨之下降。

雖然乳製品被推崇為完全食品，認為是人類維持長壽的祕訣，但最近也有人對乳製品提出負面看法。

大家應該都聽過「東方人無法消化乳製品」或「乳糖不耐症」等的說法吧？消化乳製品時，體內需要製造出能夠消化乳糖的酵素，但大部分東方人的體內都沒有可以分解乳製品的消化酵素（乳糖酶）。

此外，乳製品的蛋白質主成分是酪蛋白，酪蛋白遇酸會凝固，阻礙人體消化。酪蛋白和胃酸相遇會變成像瑞可塔起司般軟乎乎的模樣，這些東西會黏在腸壁上，導致消化吸收的速度變慢，腸道變得堅硬。

談到乳製品這個話題時，也有人曾經問過我「希臘優格怎麼會對身體不好？」希臘當地吃的希臘優格和我們在市面上買到的希臘優格可說是兩種完全不同的東西，不能相提並論。一種是在寬廣草原上吃著牧草自由長大的牛隻，一種是被關在骯髒狹小的畜舍中，為了避免生病而投以大量抗生素藥劑，以及為了增加牛奶產量而注射荷爾蒙劑的牛隻，兩種截然不同生長環境所產出的牛奶當然會有差異。

只要有得過腸胃炎，應該就都聽過醫生要我們不要吃乳製品的注意事項。如果乳製品真的是健康食品，腸胃病和癌症患者又為什麼需要排除這類飲食？原因不明的過敏反應、乾癬、異位性皮膚炎、鼻炎等免疫性統疾病的人停止接觸乳製品後，有不少人的症狀都出現好轉，像這類的例子都能輕易在網路上搜尋到。

我也不是說乳製品就不好。根據美國心肺血液研究院（National Heart, Lung, and Blood Institute）針對一萬兩千名對象進行十五年的研究結果指出，長期食用優酪乳的人，高血壓發病率低於百分之三十一。優酪乳更被美國哈佛大學選定為減重的優良食品。

然而，與其完全排除或是忍住不吃乳製品，我們可以當成點心適量攝取。不過，如果出現免疫系統疾病、腸道狀態不佳或感到極度疲勞時，我們最好先暫時中斷乳製品的攝取，並根據個人健康狀態調整飲食內容。

PART

5

病毒的逆襲，「新冠肺炎」帶來的改變

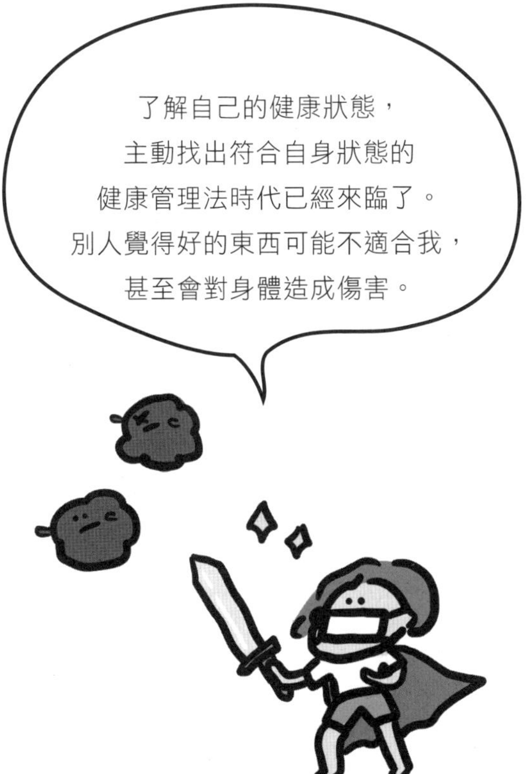
了解自己的健康狀態，
主動找出符合自身狀態的
健康管理法時代已經來臨了。
別人覺得好的東西可能不適合我，
甚至會對身體造成傷害。

第一個變化，不安的情緒和不舒服的腸道

二〇一九年底出現的新冠肺炎在二〇二〇年正式爆發。在一陣混亂中，所有人都面臨了各種出乎意料的情況。口罩變成生活必需品，公司員工開始在家上班，學校變成遠距課程。我們被剝奪了旅行、健身和文藝生活的權利，小商家紛紛倒閉。我們不再出門購物和外出用餐，而是改用網購和外送餐點平台，無接觸時代突然來臨。

這種社會型態的改變也對我造成了衝擊。一個月二至三次，較忙碌時六至七次的團體課程全部中斷，原本安排滿滿的諮詢時間也接連被取消。

然而，原本一度停滯的諮詢課程，卻在某一瞬間突然暴增了起來。原因就在於受新冠肺炎影響而突然改變的社會型態進入了持久戰，飲食習慣、活動量、工作環境和睡眠模式的變化對身心靈帶來了負面影響。

因為新冠肺炎而暴增的諮詢內容都大同小異。最多人問的是因為日常生活大幅度受

到限制以及經濟因素的影響，出現憂鬱不安、壓力性暴食、睡眠障礙和體重急遽上升等問題。

也差不多是在那個時候，二十歲後段班的M再次找上了我。M是一位服務業人員，多年前因為暴飲暴食導致體重急遽上升，以及無月經的症狀對她的生活造成影響。那時，我幫她做了約八個月的飲食指導和諮詢，改善了無月經問題並成功減重，她正式從我這邊畢業了，而我也從來沒有想過她會再次來找我。

見到M時，她已經變回第一次和我相見時的模樣。換句話說就是回到原點，而這一切都是新冠肺炎害的。我第一次見到M時，她因為嚴重的暴食症，無法正常上班。經過長時間的飲食指導後，她徹底治好了暴飲暴食，也成功找到了工作，但她的到職日卻因為新冠肺炎而延期了。

一開始是延一個月，接著又再被延了第二個月，新冠疫情不斷攀升，她的到職日最後遭到無限期延長。她因為感到強烈的不安和壓力，於是又開始暴飲暴食。最後因為反覆出現的暴飲暴食、高度不安和憂鬱症狀，她不得已開始接受精神科治療。

M對著聽完她的故事面露不捨的我說。

「現在這個狀況下，我唯一能隨心所欲的事情就只剩下吃了。」

因為新冠肺炎而造成高度的心理不安，並不是只有M遇到這種問題。有工作就接著做，沒工作也沒輒，所有人都活在一個極度不穩定的時局中。為了保持社交距離，社會中的每個人都被孤立，飲食習慣也從外食改成在家中享用外送或加熱食品。外送餐點不只有塑膠容器的環境荷爾蒙問題，重口味的烹調方式更會快速破壞腸道健康。腸道健康狀況越差，我們的情緒就會越不穩定。

究竟是情緒先變得不穩定，還是不規律的飲食習慣先出現，我們雖然很難分出前後順序，但可以確定的一點是腸道狀態良好，才能找回穩定的情緒。憂鬱症的處方用藥中，有一個藥物是用來提高血清素這項幸福物質的使用率。有百分之八十的血清素是在腸道中製造，而非大腦，這又被稱為腸腦軸（gut-brain axis）。

如果因為消化不良和循環不順導致身體機能停滯，人體會沒有餘力應付外來刺激，因為一些小事就變得敏感，個性尖銳無法承受壓力，情緒起伏加劇，最後出現無力或憂鬱等情緒，這些都是一環扣著一環。

「腸道」每天都反覆著攝取和排泄行為直到死亡，因此它也是人體中第一個老化的內臟器官。現代人飲食模式不規律、經常性的暴飲暴食和吃消夜等行為只會加速腸道老化。心臟每分鐘會輸出五公升的血液，百分之三十以上會被送往負責消化的腸胃器官。

從出生到死亡，腸道每天都在高度勞動。用得越多，耗損得越快，我們也就老得越快，這是亙古不變的真理。錯誤的飲食習慣會使得腸道機能耗弱，當消化吸收效率變差，那些無法被人體消化掉的食物殘渣、細菌和腸道細胞屍體等會堆積在腸道中，導致害菌增生。當害菌變成優勢菌種時，腸道微生物一旦失衡不僅會引發各種感染疾病，更會影響人體免疫力，增生的害菌則會破壞細胞使得身體衰老。

腸道是會快速老化的器官，更是身體老化的起點。唯有腸道健康，我們的心理和生理才會跟著健康。

第二個變化，睡眠習慣崩壞

新冠疫情後，即便不是暴食症患者，我們也經常會聽到有人說「一整天都在吃，覺得嘴巴很饞」這類的話。

三十多歲的譯者N是一對雙胞胎的母親。在新冠肺炎爆發前，因為娘家就在附近，所以平時媽媽都待在N家幫忙照顧雙胞胎。但隨著疫情急轉直下，雙胞胎不能送到幼兒園，年邁的母親健康狀態又惡化，她在深思熟慮後決定辭掉工作，親自照顧孩子。

幾乎無法外出，也沒有任何後援的狀態下，她開始了二十四小時的雙胞胎獨自育兒生活。不擅長育兒和做家事的她以照顧小孩沒時間為由，一整天都只吃零食代替正餐。等到孩子們睡著後，她才和老公一起吃消夜，抒解心理壓力。

雙胞胎中的老二因為異位性皮膚炎變得嚴重，她整夜守在孩子身邊的時間越來越長，一切的問題就是從這個時候開始的。睡眠時間越短，身體就越疲勞，白天她就會更想喝甜滋滋的咖啡。原本為了抒解壓力，和老公一起開心吃的消夜，大概是因為對疲勞的一日所產生的補償心理，後來她也不會好好享受，只是大口大口地把食物塞進嘴巴。她發現已經無法靠自己的力量改變，於是找上了我。

在新冠疫情後，有許多人因為在家上班和遠距教學等理由被半強迫的「宅在家」，進而出現日夜顛倒的現象。不是只有N一個人遇到無法控制食慾的狀況。

在睡覺的時候，人體會分泌出調節食慾的荷爾蒙。若要正常分泌這種荷爾蒙，我們每天至少要有五個小時以上的深層睡眠。如果睡眠品質低落或睡眠時間不足的話，調節食慾的荷爾蒙就不會正常分泌，白天就會出現假性食慾。

睡眠品質低落，人就無法好好休息，也無法正常排掉身體裡的廢物。這時能量不足的身體就會想在白天「補充」和「儲存」更多能量，我們對碳水化合物或「糖」的慾望也會變得更強烈。

睡眠不足和低落的睡眠品質都會造成大腦額葉活動遲緩，額葉具有決定和控制的能力，這也是為什麼我們會變得難以控制假性食慾的原因。

第三個變化，對健康的顧慮出現改變

在新冠疫情影響下，戶外活動受到限制，活動量跟著減少。大家越來越習慣獨食、獨飲或是在家喝酒，外送餐點、垃圾食物和速食攝取量也逐漸增加，不少人的體重也跟著上升。

二〇二一年一月，Albacall 調查了九百八十一位成年男女在新冠疫情後的一年間的體重變化，有百分之三十三的受訪者平均胖了五點八公斤。然而，這並非單純只是體重上升的問題。

不規律的飲食習慣和日夜顛倒的生活作息導致體重增加，這不只會對健康造成負面影響，更有很多人出現高血脂、高血壓和糖尿病的問題。國際學術期刊《Nature》曾發表一篇研究，內容指出新冠肺炎導致全世界糖尿病患者的人數增加。專家認為這是因為新冠疫情進入長期化，進而影響了人們的飲食和生活習慣。

我一直以來都有提供減重相關的諮詢服務。要說新冠疫情後出現了什麼改變的話，那就是大家對健康變得更有警覺心。比起以前那種過度運動和節食的減肥方式，現在人們更關心的是要如何才能「健康減重」。

現在來諮詢的不再是一心只想減重，完全不顧慮免疫力和荷爾蒙問題的人，越來越多人想要能夠提升免疫力和穩定荷爾蒙的「健康減重」方式。疫情前，經常被人們忽略的高血壓和高血脂等代謝症候群，以及鼻炎、異位性皮膚炎、乾癬和汗皰疹等免疫系統疾病，在疫情後也有一定比例的人來詢問該如何控制這些疾病。

人們變得比以前更擔心健康問題，不再只對減肥有興趣，對營養品、原汁、酵素等的關注度也急速上升，隨處可見打著「新冠疫情期間一定要吃的營養品」口號的廣告文案。新冠疫情後，營養品的銷售量也比前一年上升了百分之二十四。

酵素

近來，有許多網紅紛紛賣起了「酵素」產品，這也代表了有越來越多人因為飲食習慣不規律導致消化不良或腸胃不適等問題。食物吃下肚後，需先經過消化過程才能轉換成身體可使用的能源，酵素則是讓這個轉換過程變得更圓滑的一種催化劑。酵素是不可或缺的重要物質，又被歸為人體的第九大營養素。

酵素可以分成兩種，一種是人體自然形成的酵素，另一種則是必須透過攝取外部「食物」才能取得的酵素。也就是說，只要能改善不規律的飲食習慣，我們就不需要服用多餘的健康食品。已知的體內酵素目前超過了兩萬種，消化酵素就有二十四種。我們必須了解人體之所以會缺乏酵素，通常都是因為不規律的飲食習慣和暴飲暴食所造成的，如果沒有改善這兩個問題，保健食品依然無法完全替代身體機能。

原汁

只要是有在關心健康議題的人，一定都有攝取過「汁」類食品。然而，我並不建議大家攝取百分之百的原汁。

不需要特別消化，人體就能吸收這些「原汁」類食品，但每個人的健康狀況不同，一不小心就可能會造成肝臟與腎臟的負擔，有肝臟或腎臟方面家族史的人必須更加小心。由於汁類是一種濃縮液，比起直接吃，人體會吸收到更多的營養素，對扮演身體過濾角色的肝（分解）和腎（排出）造成負擔。尤其腎臟屬於不斷耗損的器官，老化速度僅次於腸子。

如果你是以下幾種人要特別小心原汁類的攝取，腎功能差的糖尿病患者、非糖尿病患者但胰島素阻抗性高的多囊性卵巢症候群或是血糖較高的人。原本應該用牙齒咀嚼，再經由內臟慢慢消化吸收的食物，變成了可以一次快速吸收的濃縮液，這對人體其實沒有太大好處。經常被我們拿來消水腫的南瓜汁，雖然可以透過利尿效果排出水分，但對人體循環其實沒有直接的幫助。

如果真的要攝取這類原汁食品，請用水稀釋後再喝，不要直接攝取原液。

與新冠肺炎共存！健康管理系統改變了

新冠疫情進入持久戰後，我們失去了許多本來享有的平凡生活，人們對「健康」議題變得更敏感，新冠肺炎也成為了我們大步走向自主健康管理時代的契機。在健康管理潮流的轉變下，我們的飯桌也出現了許多改變。

雖然大家依然很喜歡「甜鹹甜鹹」和「辣甜鹹」這種刺激性的食物，但隨著肥胖人口與慢性疾病患者激增，並且意識到免疫力的重要性後，越來越多人開始重視起營養和健康。進入「與新冠肺炎共存」（with Covid）時代後，人們對健康議題更感興趣，願意支付更多費用在這上面，預測到這點的公司也把重點放在以健康為關鍵字的事業上。

然而，在各種食品和情報大海中，我們該考慮什麼？又該選擇哪些飲食方式呢？

第一個要考慮的是「持續性」。不管是哪種飲食方式，如果難以在日常生活中維持的話，最終只會以失敗收場。回到現實層面，我們不可能永遠選擇只考量營養的昂貴食譜。同樣的，我們也難以維持只考慮減肥的超節食菜單。因此，我們要排除掉那些無法長久維持的飲食方式和健康管理法。

當身體產生快速變化時，很容易像迴力鏢一樣再次回到原點。快速減重後，很可能會出現快速復胖、免疫力低下、掉髮和月經不順等症狀。

第二個要考慮的是「均衡」。完全不吃特定食物或是只吃特定食物的飲食方法無法維持均衡營養。雖然這兩種方式都有助於「短期」減重和改善身體狀態，但長遠來看，這兩種方式都容易導致健康失衡。

沒有什麼食物是對所有人都有害，也沒有什麼食物是對所有人都有益，會出問題永遠都是因為攝取過量。不管是哪一種營養成分，我們都必須適量攝取。大家可以回想一下小時候媽媽煮的「家常菜」，雖然一點都不特別，但是營養均衡。重點就在於要能「均衡攝取」適當熱量和必要營養素。

第三個要考慮的是「量身打造」。市面上有些公司為了根據個人健康狀況銷售適合的保健食品，甚至會提供基因檢查和腸內微生物測試（人體內的細菌、病毒等微生物）等附加服務。無論是保健食品還是運動飲食方式，過去那種人人都說讚的口碑行銷方式已經行不通了。

既然如此，我們首先要先了解自己的健康狀態，主動找出符合自身狀態的健康管理法時代已經來臨了。別人覺得好的東西可能不適合我，甚至會對身體造成傷害。

我們不該只單純看食物所含的營養成分，而是必須根據身體反應選擇飲食方式。再怎麼好的食物，只要我的身體無法正常消化吸收，這些東西也就只會成為體內的老廢物質和毒素，大家千萬不要忘記這點。

〔Nami 老師，謝謝您！〕

生理和心理都變得更健康

老師，您過得好嗎？

受到新冠疫情的影響，我這幾天待在父母家辦公。在開始飲食控制後，媽媽看起來比以前開朗，狀態也好多了。因此，我想說跟您打個招呼，順便報告近況。

我的媽媽本來非常重視打扮和外貌，但在動了卵巢和子宮手術，並接受抗癌治療後，她掉了非常多頭髮，皮膚變得鬆弛，手也腫得很厲害。外表的改變造成媽媽極大的壓力，尤其是她的腳。她的腳出現厚厚的角質層，但皮膚卻又非常薄，只要稍微走動或擦傷，腳底板就會裂開。在這之前，媽媽都會定期去做足部美甲，也很喜歡穿涼鞋和皮鞋。現在卻因為腳部角質過於嚴重，導致她無法從事自己喜歡的活動。她開始足不出戶，原本愛撒嬌的個性也消失了，經常一邊大哭大鬧，一邊生氣，我和爸爸也曾一度擔心她是否得了憂鬱症。

飲食控制一個月後，媽媽的腳大幅好轉，她告訴我血液似乎開始往腳的方向流動。我猜她想表達的應該是「感受到循環」吧！

媽媽動完手術已經三年多了，雖然無法百分之百斷定那就是癌症，但如果能繼續按照老師的飲食方法，並定期接受檢查的話，我們全家人都相信她的生理和心理都能變得更加健康。謝謝您告訴我這麼棒的飲食方式！

李○○，61歲，女（媽媽）

PART 6

就算今天失敗了也沒關係

不完美也沒關係，
不用每個瞬間都追求完美。
發生在你身上的失誤和失敗，
真的沒有你想像的那麼嚴重。

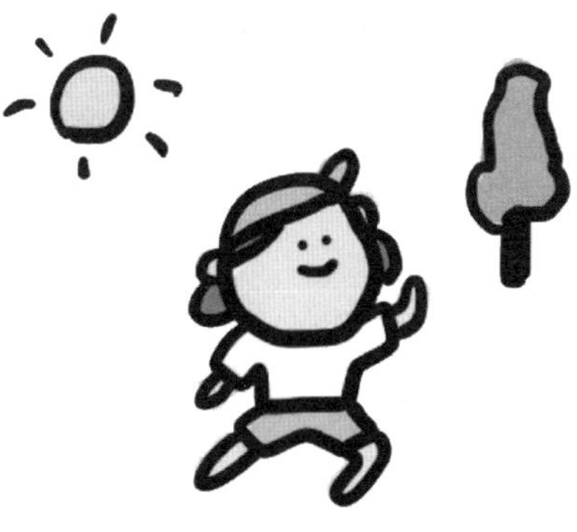

本來就沒有正確答案

我們幾乎每天都會接收到各種關於營養和減肥的情報。有人說不應該攝取碳水化合物，又有人說必須攝取碳水化合物。有人主張要減少脂肪攝取量，也有人認為應該進行以脂肪為主的菜單。

大家紛紛提出自己的研究結果，證明自己的理論正確，口口聲聲說：「這麼做對我有效，對你一定也有效。」沒有一定正確的理論，也沒有一定錯誤的理論。在爭論誰對誰錯之前，最先考慮的應該是身體狀況是否適合那個飲食方式

大部分的人都忙於搜尋各式各樣的訊息，但沒有人好好靜下心觀察自己的身體。當我們發現身體出問題，意識到自己選擇錯誤時，沒有人會出來為這件事負責，因為需要承受和面對健康問題的人就只有我們自己。

面對每日推陳出新的各種資訊，我們很難判斷是非對錯。因此，我們更應該好好傾聽。在資訊爆炸的時代，我們真正要傾聽的是來自「身體的反應」和「我目前的狀態」。

如果一個飲食方式無視個人狀態和生活習慣，要求所有人全部配合一模一樣的食譜，那就絕對不是一個好的建議。就算理論基礎再怎麼好，就算除了我以外的所有人都達到效果，但只要這個飲食方式不適合我的身體，它就不是一個正確的方式。

即使失敗，也要想著「那又怎樣」裝作若無其事

讀到這邊，我想問問你對這本書的看法？你是心中萌生了希望，覺得未來會出現很多改變，還是因為跟你的常識和過去讀到的書籍內容不同，而對這本書產生了懷疑？

我只想對大家說，做不好也沒關係以及未來的你還會跌倒好幾次。我陪伴了無數人一起做出改變，而大家都曾跌倒過。在改變的過程中，跌倒是一件再平常不過的事。

為了朝期望的方向前進，我們都必須經歷無數次反覆跌倒和站起的過程。人們通常難以忍受失誤，我們會因為小小的失誤而感到痛苦，因為跌倒而挫折，導致無法繼續前進。你那追求「完美」的心只會帶給自己無比的壓力。

不完美也沒關係，不用每個瞬間都追求完美。我想對大家說的是，萬一跌倒了就裝作若無其事，說聲「那又怎樣」拍拍身體重新站起來，接著再嘗試一次就可以了。發生在你身上的失誤和失敗，真的沒有你想像的那麼嚴重。

你可以不斷質疑著這本有違你常識的書。你儘管懷疑這本書的內容，但我希望你在不斷跌倒失敗的過程中，能夠堅強地不斷向前邁進。另外，我也希望大家不要困在各種自己心中的執著中。我們的身體在適應全新飲食方式時，需要時間來做出改善，而在這個過程中，我們的失敗或許就是再理所當然不過的事。

動作慢，不是你的錯

在諮詢的過程中，我遇到了無數應該只會出現在連續劇裡面的案例。一位中年女性因為身體經常莫名不舒服到醫院求診，但醫生卻用不知道是嘲笑還是開玩笑的口氣對她說：「沒有原因的不舒服，妳會不會是卡到陰了？」沒想到她最後還真的找人來作法驅邪。一位運動中心的老師因為會員對自己的外表竊竊私語，最後罹患了飲食障礙。一位主婦因為被丈夫訕笑都生完小孩多久了怎麼還這麼胖，最後罹患了憂鬱症。在運動員父親的高壓教育下，一位女高中生被強迫接受飲食控制和運動，最後變成了減肥強迫症。一位上班族因為患有心病的母親總是惡言相向，讓他飽受焦慮症所苦。

在聽了這些人的故事後，我總會想起過去的自己。不管是心理還是身體的疾病，學員們談起自己的故事時，都是從受傷的那一刻或感到辛苦的那一瞬間開始說起。

我默默聽著他們的故事，並露出感同身受的表情。根據他們的說法，光是我的這種反應，他們的心情就平靜了許多。雖然我們總是說被過去束縛著是件愚蠢的事情，但一件事若得不到共鳴，那可是比想像中還要孤單得多。

逆風而行時，多數人想找的不是幫自己遮風擋雨的人，而是吹起逆風時，能有一個人提醒我們可以轉過身，一起陪伴等待逆風停止。因為筋疲力盡而癱軟在地時，多數人需要的不是替自己向前衝的人，而是至少有那麼一個人能夠隨時賦予我重新站起來的勇氣，而非在旁催促著無力的我。我們想要的就只是那小小的安慰罷了。

我們的腦袋雖然能理解不要被過去束縛這句話，但心中總是會向著受傷的過去。在不知不覺中，孤獨、痛苦和怨恨就會交織在我們心靈的某個角落。

時間過了多久不重要，在受傷的那天，我們找不到向前邁進的目標，在內心四處遊蕩著，傷勢因此變得更加嚴重。雖然我很想對學員們多說幾句好聽或安慰的話，但最終我能為他們做的也不多。

唯一能做的是不管聽到什麼故事，我都不會否定他們。哪怕只是一些瑣碎的小事，我也不會否定他們的故事和傷痛。當他們說著自己的故事時，我只能不斷表達出，我正在用心傾聽你的故事，我能從你的經驗中獲得共鳴，我懂你的心情。

「是啊～如果我是你的話，我也會這麼做。」

「那件事的確會讓人受傷。」

「如果我是你的話，也會跟過去的你做出一樣的事情。」

擺脫傷痛、憂鬱、無力和孤單不是在比百米賽跑，所以不需要著急。我想告訴大家的是，你儘管放心停下來，等準備好再慢慢前進。

動作慢，不是你的錯。在經歷生氣、埋怨、悲傷、自責和努力的各個階段後，我深信大家最終都一定能成為更好的人。

〔Nami 老師，謝謝您！〕

了解自己的身體，找回吃東西的幸福感

我今天去了婦產科。因為多囊性卵巢症候群，原本我一年只來一兩次月經。開始飲食控制後，現在一年會來八次月經，讓我忍不住大肆炫耀了一番。醫院曾跟我說，能懷孕就算是奇蹟，但今天醫生也大大稱讚了我，並恭喜我變回了正常人。

這讓我心情非常激動，我邊哭邊走回家。在經歷了十年的痛苦後，我再次體會到比起藥物和運動，飲食習慣才是最重要的。

多虧您，我才真正了解自己的身體，也找回吃東西的幸福感。雖然我偶爾也是會亂吃，但這個飲食方法真的非常適合我。我這輩子都會按照老師的方式飲食，請您一定要一路陪著我！

金〇〇，29歲，女

特別附錄

Nami老師的日常料理35

「我都這麼吃！」

「這樣吃對嗎？」「不能吃這個嗎？」「我不知道要吃什麼。」

以上這些都是社群粉絲和接受指導的學員最常問我的問題。

正常飲食法最重要的是避免像市面上定型化的減肥食譜一樣，
只吃某種特定食物，或是完全不吃某樣食物的極端飲食。
我們需要的是不會造成日常生活壓力，成功減肥後也能持續下去的飲食法。
千萬不能因為飲食控制，中午用餐時間就躲在旁邊吃著自己準備的便當，
或者是和家人共進晚餐會成為壓力來源。
為了讓大家在安排菜單時能夠更輕鬆，
吃得更健康，我整理了一些我自己常吃的料理。
希望這個飲食法帶給大家的不是壓力，而是能成為一個「舒適的日常」！

特別附錄

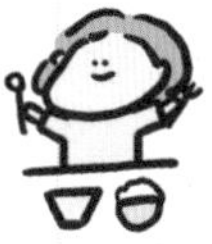

正常飲食讓減肥變得稍微輕鬆的Nami家常菜

滿足補償心理的碗公料理

當假性食慾旺盛或難以控制食量的時候，比起飯和小菜分開進食的方式，我們可以選擇把所有食物都放在同一個碗裡的料理。不必勉強控制食量，在把整碗食物吃光的同時，還可以滿足因節食所產生的補償心理。

黃豆芽牛肉飯

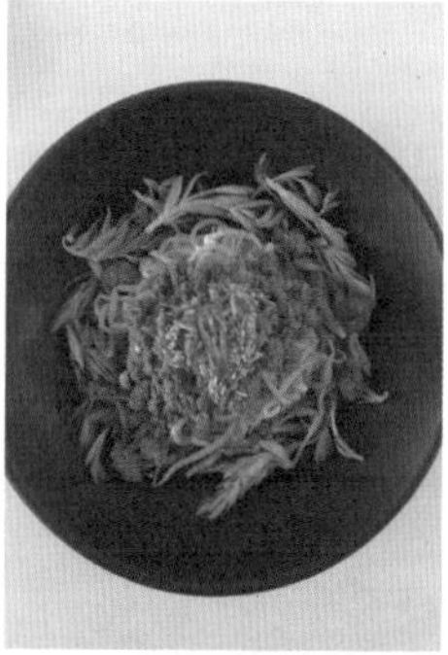

〔蛋白質〕牛肉〔碳水化合物〕白米〔纖維質〕石頭菜、黃豆芽

牛排蓋飯

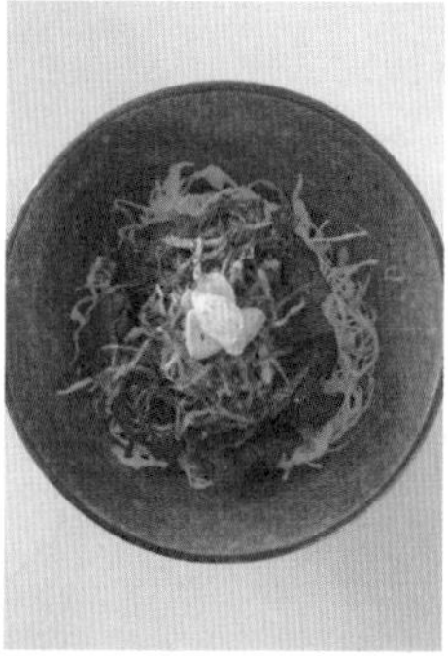

〔蛋白質〕牛肉〔碳水化合物〕白米〔纖維質〕高麗菜、芝麻葉

鮪魚拌飯

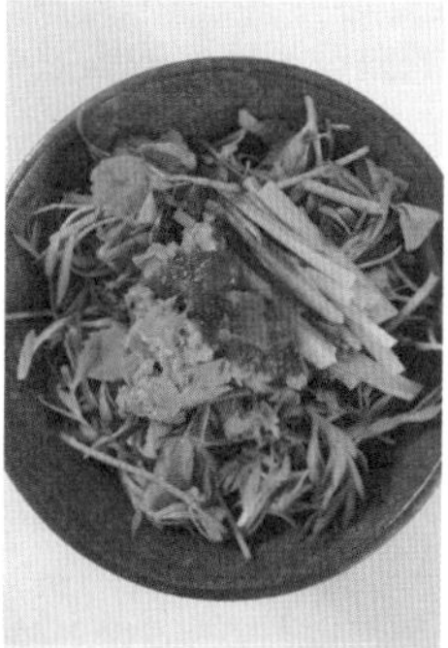

〔蛋白質〕鮪魚〔碳水化合物〕白米〔纖維質〕石頭菜、小黃瓜

全家一起享用的健康鐵鍋飯

只要根據冰箱內的食材添加蔬菜，就能一次完成符合蛋碳纖的食譜。這是全家人可以一起享用的方便料理。

鮭魚鐵鍋飯

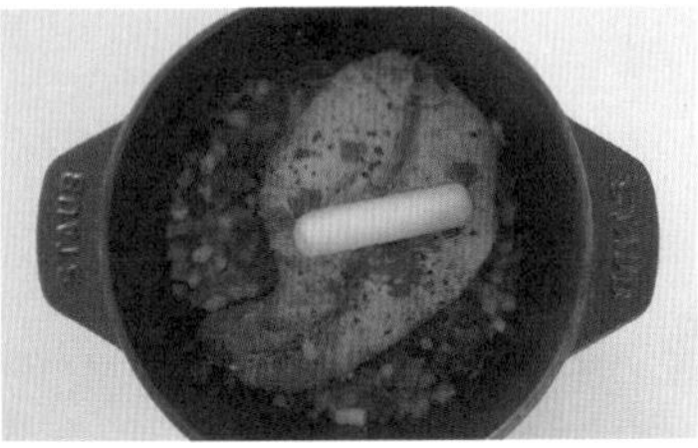

〔蛋白質〕鮭魚〔碳水化合物〕白米〔纖維質〕細蔥、泡菜

鰈魚&芹菜鐵鍋飯

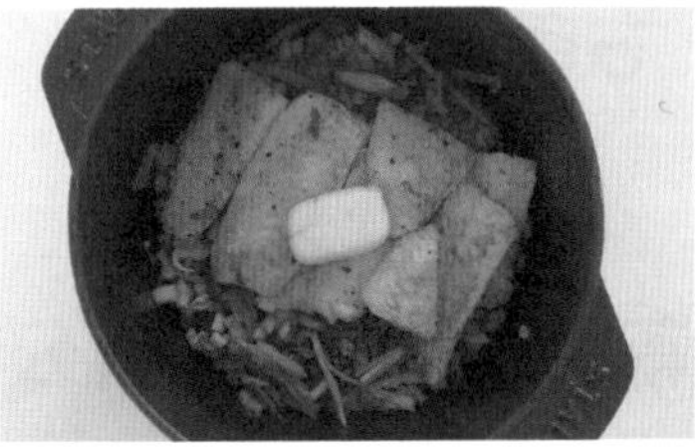

〔蛋白質〕鰈魚〔碳水化合物〕白米〔纖維質〕芹菜、泡菜

湯類&炸物也OK

因為這個飲食法不會造成日常生活的負擔，平時也能好好維持，所以湯類料理和炸物的攝取不會受到限制。

烤鯖魚&大醬湯

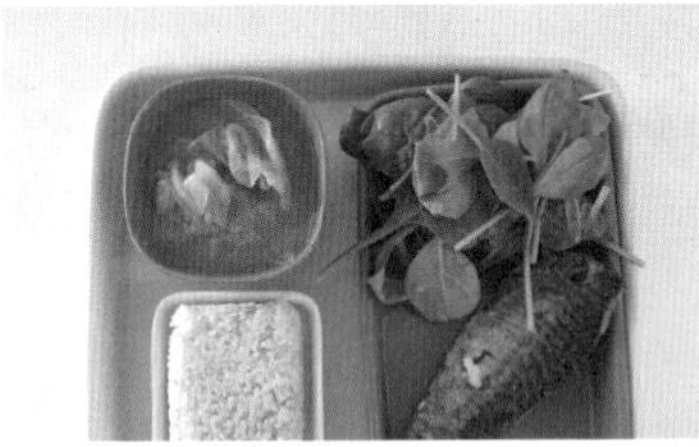

〔蛋白質〕鯖魚〔碳水化合物〕白米〔纖維質〕白菜（大醬湯）、嫩菠菜

炸雞&高麗菜包飯

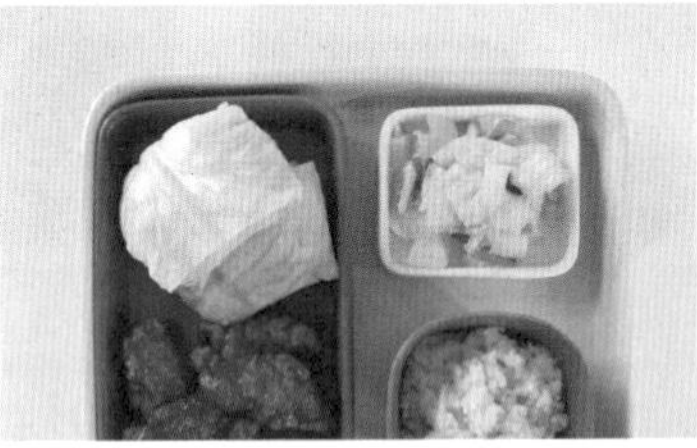

〔蛋白質〕雞肉〔碳水化合物〕白米〔纖維質〕高麗菜、白泡菜

消化差時的海鮮和鍋巴飯料理⋯⋯⋯⋯⋯⋯⋯⋯

消化狀態較差時，我們可以選擇海鮮或雞蛋為主的動物性蛋白質，會比肉類還好消化，幫助身體回到原本的狀態。鍋巴飯擁有比白米還溫暖的性質，消化吸收速度也較快。身體狀態較差或覺得飲食過於油膩時，我們可以用鍋巴飯代替白飯，當成晚餐的碳水化合物。

鹿尾菜飯＆烤迷你鮑魚

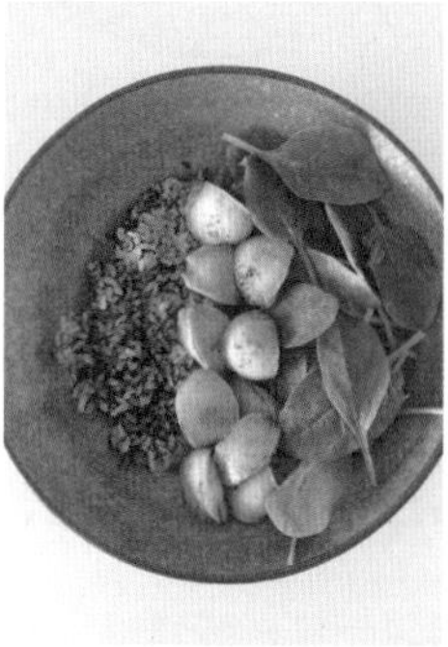

〔蛋白質〕迷你鮑魚〔碳水化合物〕白米〔纖維質〕鹿尾菜、嫩菠菜

鮭魚茶泡飯

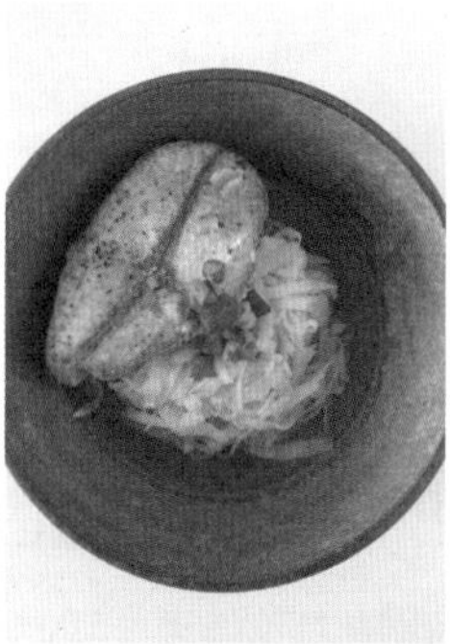

〔蛋白質〕鮭魚〔碳水化合物〕白米〔纖維質〕高麗菜、泡菜

鍋巴飯＆醬醃鵪鶉蛋

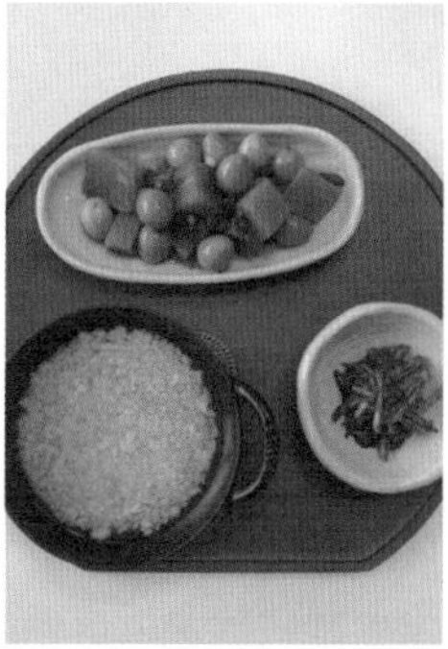

〔蛋白質〕鵪鶉蛋〔碳水化合物〕鍋巴飯〔纖維質〕蘿蔔、蔥泡菜

假性食慾旺盛的日子，用肉類提升飽足感⋯⋯

假性食慾旺盛、對菜單滿意度低或難以控制食量的日子，建議使用「肉類」來增加飽足感。包飯中少量的大蒜和辣椒，烹調時去除異味或裝飾用的蔥、蒜和辣椒等，都不能算成一份纖維質。

不過，如果是烤整顆大蒜、蔥醬牛肉、蔥雞、蔥炒飯等，加入大量大蒜和蔥作為主食材的料理，這些蔬菜就可以被當成其中一種纖維質。

豬頸肉＆甘藍高麗菜包飯

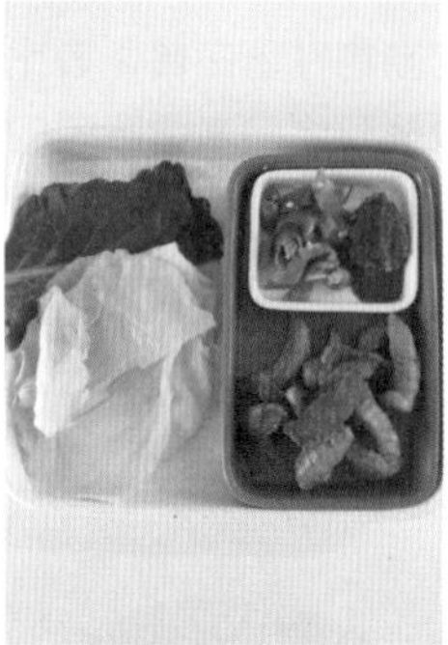

〔蛋白質〕豬頸肉〔碳水化合物〕白米〔纖維質〕甘藍菜、高麗菜

烤三層肉

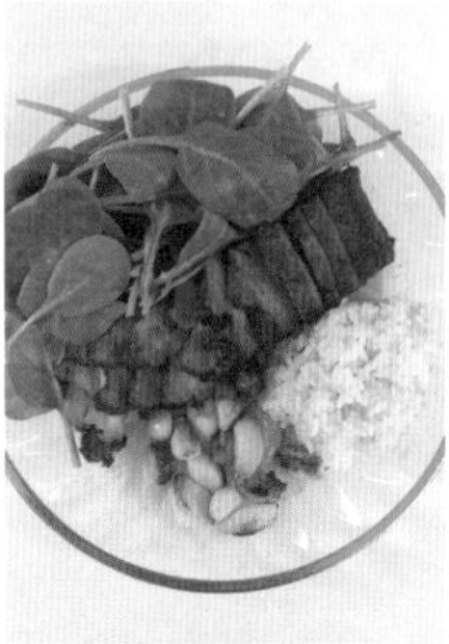

〔蛋白質〕三層肉〔碳水化合物〕白米〔纖維質〕嫩菠菜、蒜頭

雞腿肉＆烤蔬菜

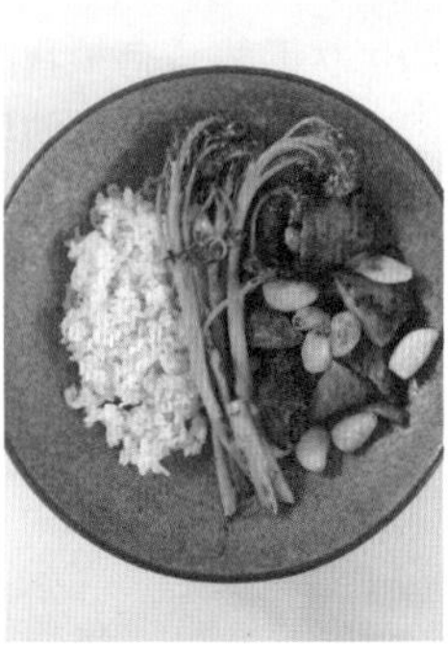

〔蛋白質〕雞腿肉〔碳水化合物〕白米〔纖維質〕嫩花椰菜、蒜頭

消化功能改善後，糙米雜糧也OK

當身體對碳水化合物的消化能力改善後，我們就可以吃糙米或雜糧。不過，如果吃了糙米雜糧後，你會覺得身體變沉重或不好消化，請再次改回白米。

烤鰻魚

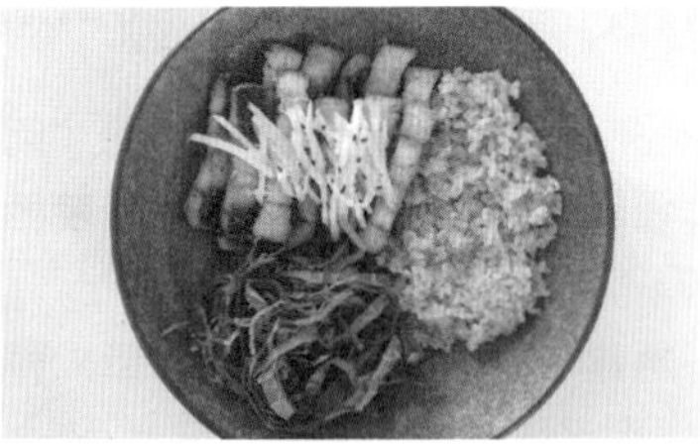

〔蛋白質〕鰻魚〔碳水化合物〕糙米〔纖維質〕芝麻葉、泡菜

燉排骨＆生菜包飯

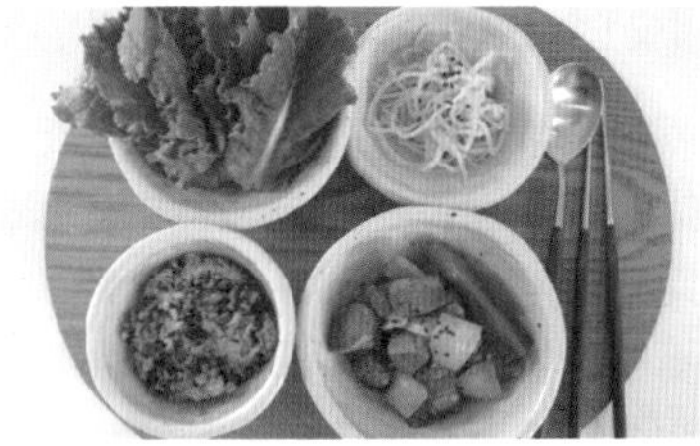

〔蛋白質〕排骨〔碳水化合物〕雜糧〔纖維質〕青生菜、豆芽菜

今天不想吃韓式，享受日本和西洋料理！……

因為沒有對調味料做出極端限制，所以有韓式料理以外的選擇，我們可以按照個人口味烹調自己喜歡的西餐或日本料理。因為沒有不能吃的禁忌料理，所以我們能在現實生活中長久維持這個飲食方式。

高麗菜什錦燒

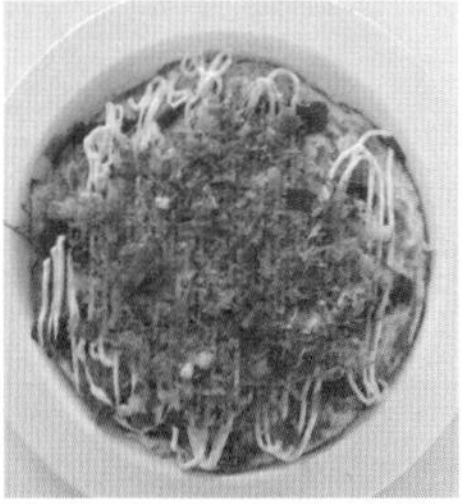

〔蛋白質〕雞蛋〔碳水化合物〕白米〔纖維質〕高麗菜、洋蔥

普羅旺斯雜燴

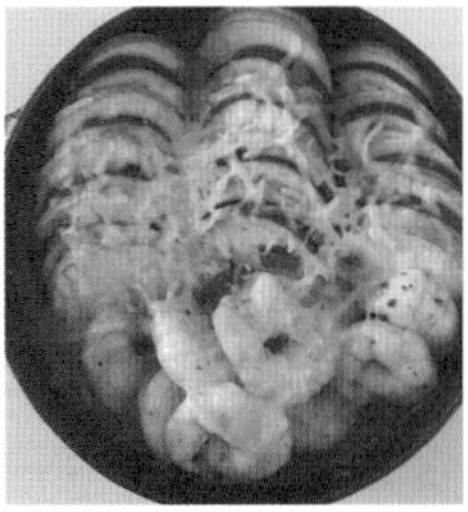

〔蛋白質〕蝦子〔碳水化合物〕白米〔纖維質〕茄子、櫛瓜

鮮蝦燉飯

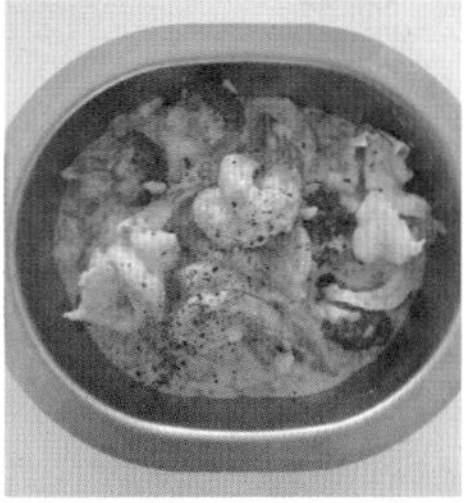

〔蛋白質〕蝦子〔碳水化合物〕鍋巴飯〔纖維質〕花椰菜、洋蔥

只要符合條件，簡便餐點也算是好好吃了一頓……

即使不是正式的一桌菜，只要符合種類條件，烤肉串和飯糰等簡單料理也能成為健康餐。

雞腿肉串

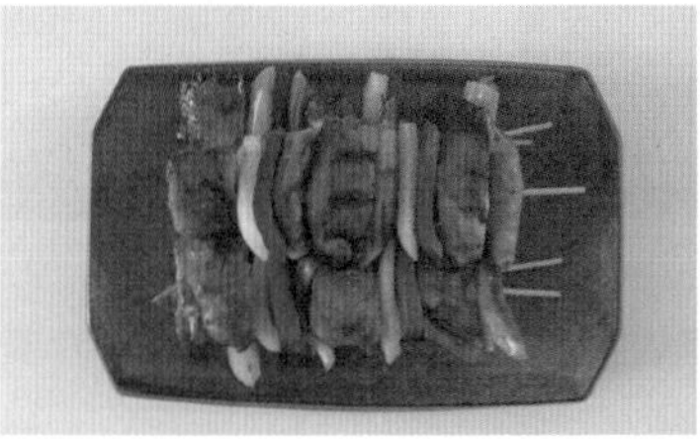

〔蛋白質〕雞腿肉〔碳水化合物〕白米〔纖維質〕糯米椒、甜椒

鮪魚＆南瓜葉包飯

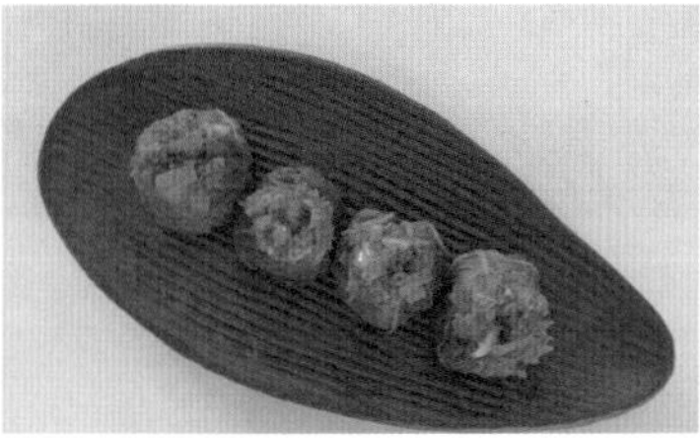

〔蛋白質〕鮪魚〔碳水化合物〕白米〔纖維質〕南瓜葉、洋蔥

特別附錄

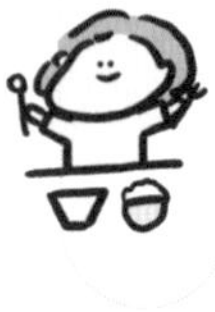

不會造成日常壓力的Nami家常菜

湯飯民族！正常飲食減肥法也能吃湯飯！……

只要不是過度攝取而導致消化不良，我們就不需要限制湯類料理。一定得外食的上班族可以選擇能一碗解決蛋碳纖的湯飯或各種湯類料理，不會對社交生活造成阻礙，同時也能維持乾淨飲食。

黃豆芽湯飯

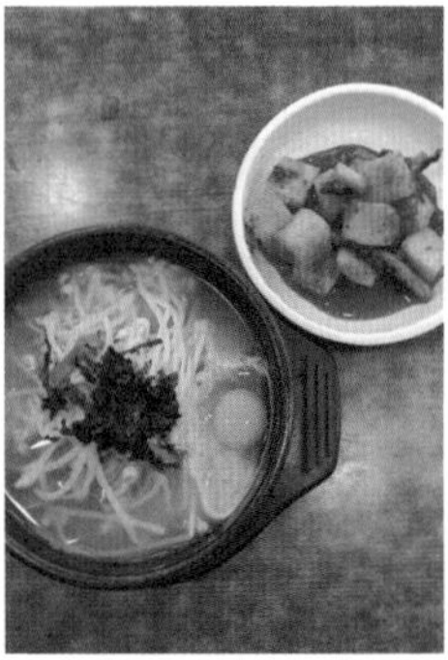

〔蛋白質〕雞蛋〔碳水化合物〕白米〔纖維質〕蘿蔔泡菜、豆芽菜

鍋巴雞湯

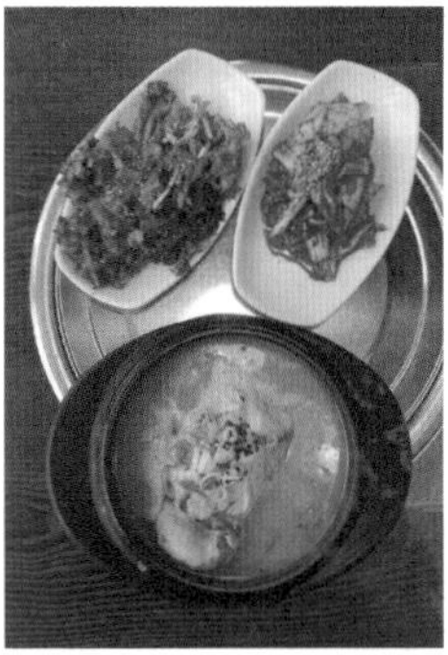

〔蛋白質〕雞肉〔碳水化合物〕鍋巴飯〔纖維質〕泡菜、生菜

豬骨解酒湯

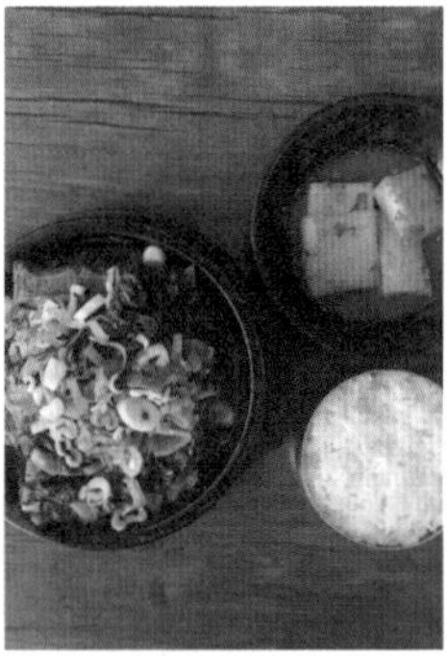

〔蛋白質〕鮪魚〔碳水化合物〕白米〔纖維質〕石頭菜、小黃瓜

吃肉當主菜的話，就能輕鬆達到要求！………

除了書中介紹的包飯和煎肉餅之外，吃豬腳或三層肉等肉類當主餐時，我們就能輕鬆組成1:1:2的蛋碳纖食譜。即便是公司聚餐，我們也能神不知鬼不覺地吃著健康減肥菜單。不過，記得要注意自己的消化狀態，不要暴飲暴食。

包飯定食

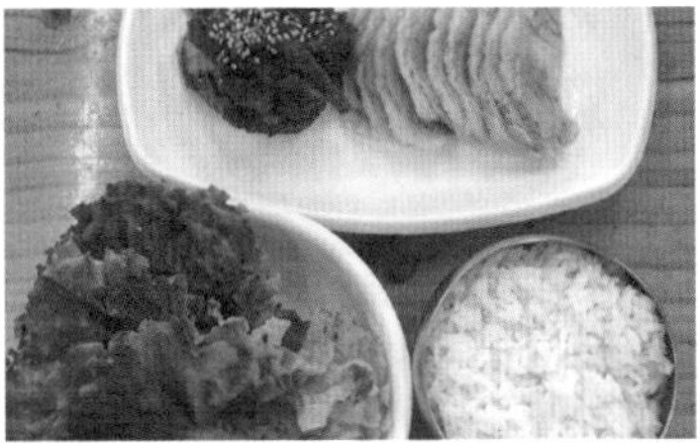

〔蛋白質〕豬肉〔碳水化合物〕白米〔纖維質〕生菜、蘿蔔泡菜

煎肉餅

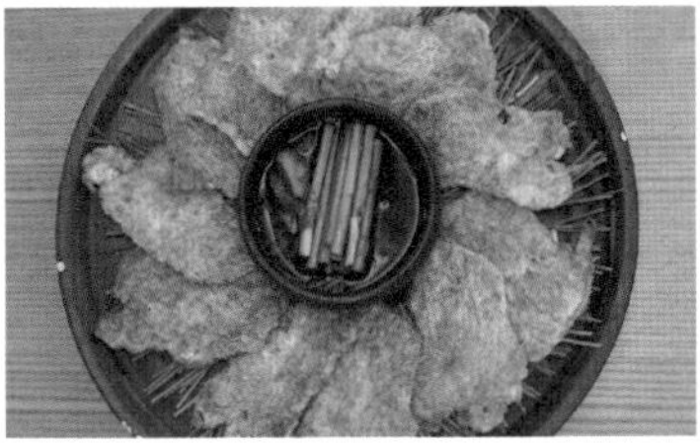

〔蛋白質〕煎肉餅〔碳水化合物〕白米〔纖維質〕韭菜、蒜苔

一碗蓋飯、炒飯和拌飯也是推薦菜單…………

除了書中介紹的豬肉蓋飯和拌飯外，辣炒豬肉蓋飯、烤牛肉蓋飯、炒飯等都是很方便的料理。蓋飯和拌飯上用來裝飾的碎海苔、蔥等蔬菜，不算是一份纖維質。

豬肉蓋飯

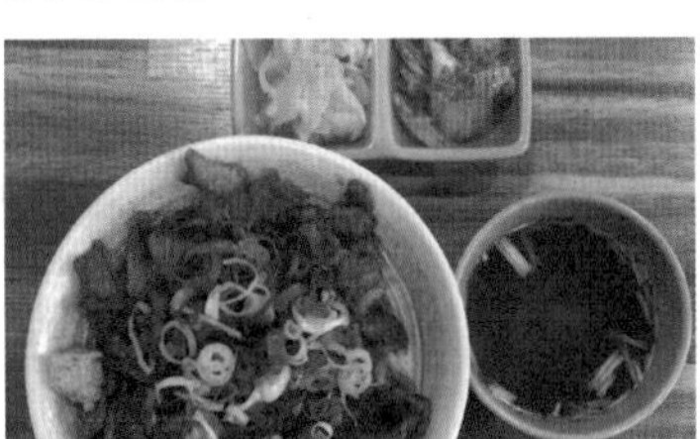

〔蛋白質〕豬肉〔碳水化合物〕白米〔纖維質〕泡菜、蔥

辣炒小章魚拌飯

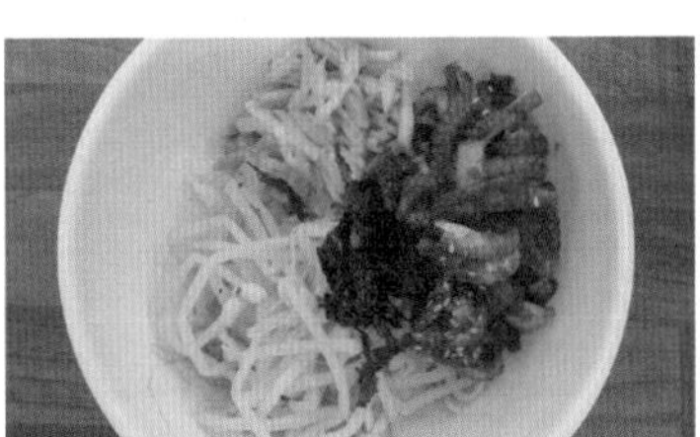

〔蛋白質〕小章魚〔碳水化合物〕白米〔纖維質〕櫛瓜、豆芽菜

日本料理是容易調整數量的外食菜單

日本料理比韓國料理更容易調整攝取的種類數量。剛開始執行飲食法時，若覺得很難控制數量，我們可以先選擇日本料理當外食菜單。

鮭魚蓋飯

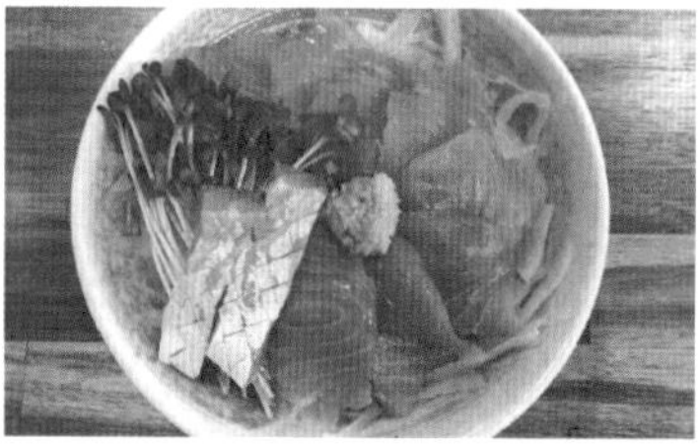

〔蛋白質〕鮭魚〔碳水化合物〕白米〔纖維質〕嫩蘿蔔葉、洋蔥

豚丼

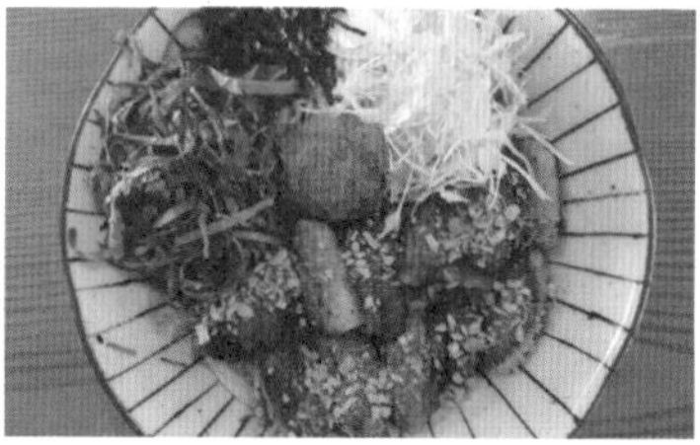

〔蛋白質〕豬頸肉〔碳水化合物〕白米〔纖維質〕高麗菜、芝麻葉

海鮮也是乾淨料理

除了肉類以外，我們也可以選擇烤魚、烤貝類、燉鮟鱇魚等燉海鮮料理或生魚片。

烤鯖魚套餐

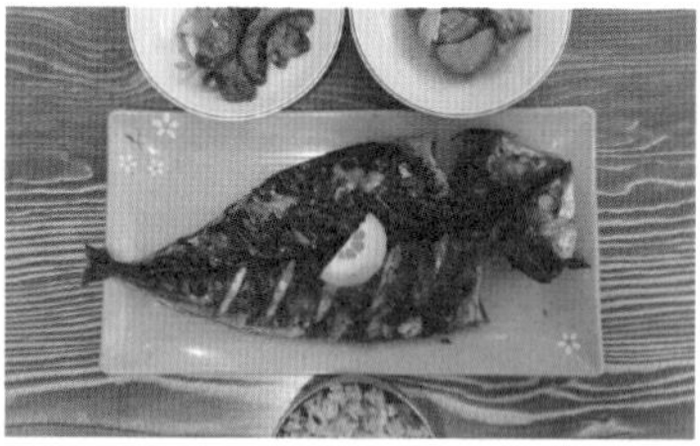

〔蛋白質〕鯖魚〔碳水化合物〕雜糧飯〔纖維質〕雜糧飯

鯛魚鐵鍋飯

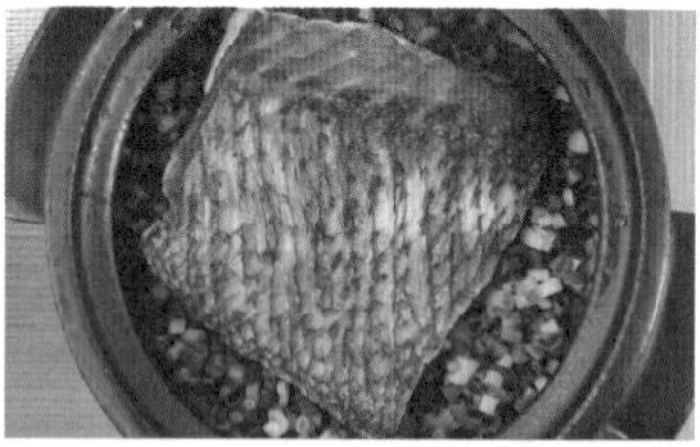

〔蛋白質〕鯛魚〔碳水化合物〕白米〔纖維質〕泡菜、細蔥

不需要執著在白米或煮熟的纖維質上…………

在飲食控制初期，我會希望大家盡量攝取「白米」和「煮熟」的蔬菜作為碳水化合物和纖維質的來源。不過外食的時候，飯桌上經常會出現雜糧飯和生菜。我們要懂得隨機應變，不需要為了完美達成菜單條件而感到壓力。如果為了完美達成飲食控制條件，總是四處尋找白米飯或煮熟蔬菜的話，反而會成為日常生活的阻礙，沒辦法持續下去。

紅燒黃花魚

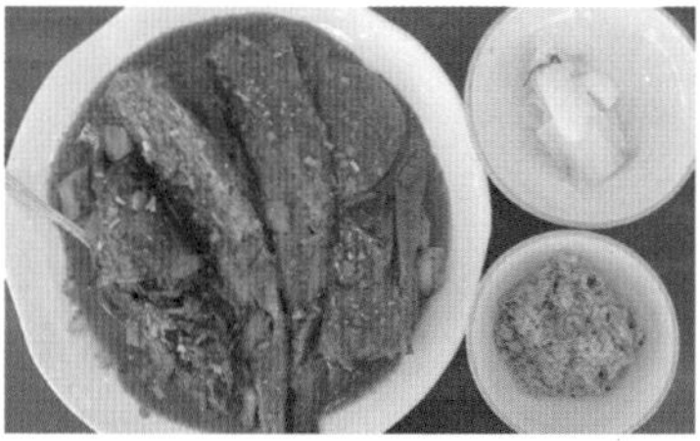

〔蛋白質〕黃花魚乾〔碳水化合物〕雜糧飯〔纖維質〕白菜乾、白泡菜

炸豬排定食

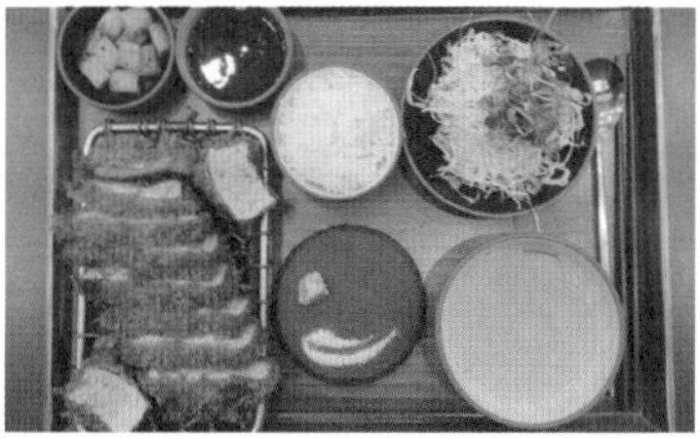

〔蛋白質〕炸豬排〔碳水化合物〕白米〔纖維質〕辣蘿蔔泡菜、高麗菜

晚餐才選擇植物性蛋白質料理…………………

因為植物性蛋白質不像動物性蛋白質那麼有飽足感，所以如果在中午吃植物性蛋白質為主的料理，我們會因為補償心理難以控制點心和晚餐的分量。豆腐這類植物性蛋白質料理，建議作為晚餐的菜單比較好。

豆腐＆炒泡菜

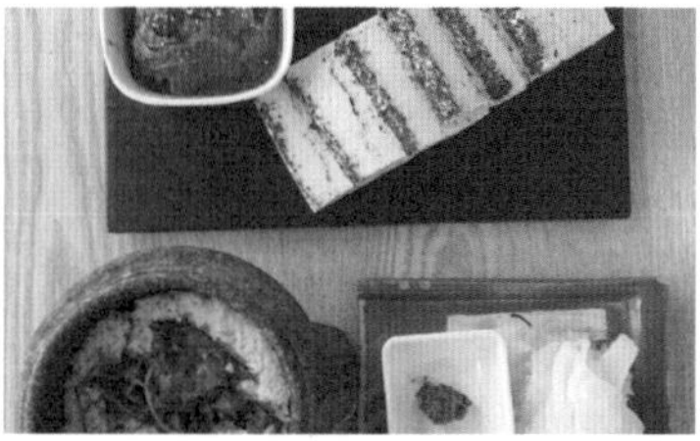

〔蛋白質〕黑豆豆腐〔碳水化合物〕白米〔纖維質〕泡菜、高麗菜

嫩豆腐湯（不辣）

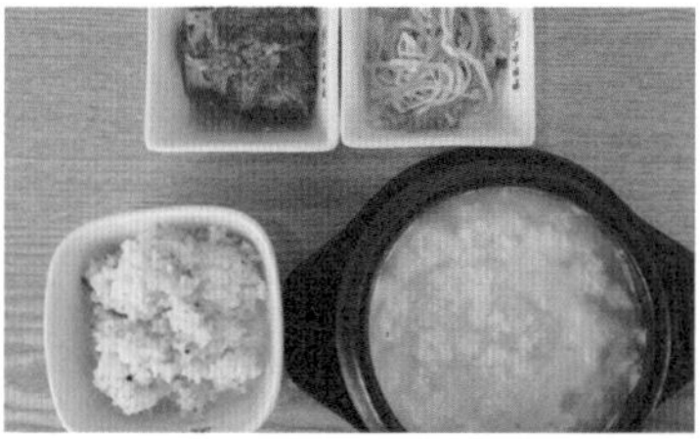

〔蛋白質〕嫩豆腐〔碳水化合物〕白米〔纖維質〕泡菜、豆芽菜

特別附錄

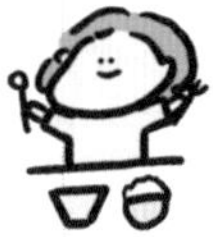

讓我們更輕鬆控制食慾的點心

在開始進行正常飲食112菜單時，最需要注意的就是不要勉強自己限制零食種類。身體需要時間適應全新的飲食方式，如果按照舊有的卡路里和健康常識思考，限制零食的攝取，後續出現的補償心理會更加猖獗，我們會更難以控制食慾。

在食慾自然減少之前，最好可以根據「自己的慾望」來選擇每天想吃的零食。進行一至三個月的飲食控制後，當不必要的慾望減少時，我們再進一步限制攝取加工食品，並根據個人狀態或目標來選擇點心種類。

因為每個人對點心的喜好和身體狀態都不一樣，所以書中的例子只是提供參考，大家不用跟著我這麼吃。

嘴饞的時候

如果因為不餓就跳過下午的點心，到了晚餐，食慾一旦大爆發就會更難控制。如果不覺得餓，只是想要解解饞的話，比起提供飽足感的零食，我們可以吃一些滿足咀嚼慾望的簡單零食。

海苔脆片

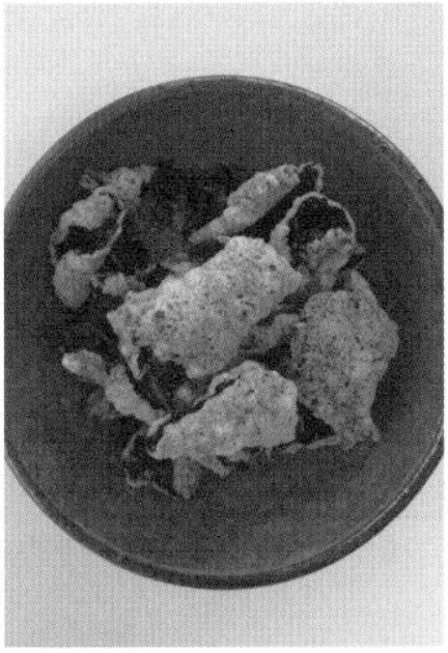

糙米餅

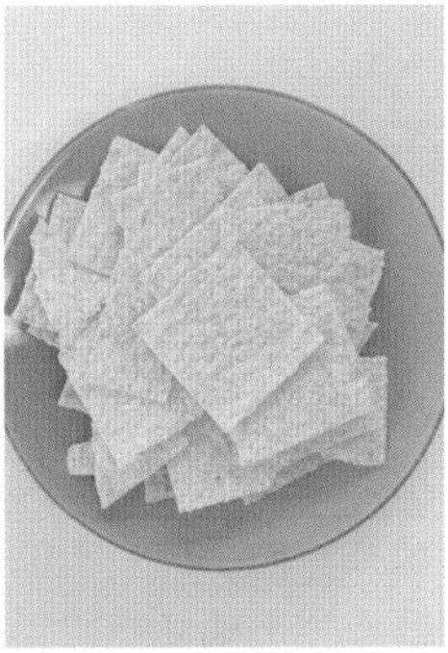

地瓜條

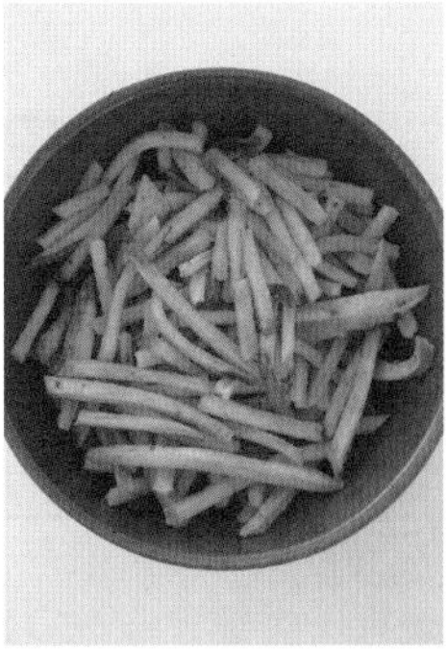

活動量大，壓力大的日子

在活動量大或精神極度疲勞的日子，我們對碳水化合物「糖」的慾望自然會增強。因此，點心最好可以攝取馬鈴薯、栗子、地瓜、南瓜和玉米等健康的碳水化合物。不過，此類的救荒作物含有大量纖維質，腸胃功能不好時，可能會出現消化困難的狀況，需要特別注意。

烤馬鈴薯

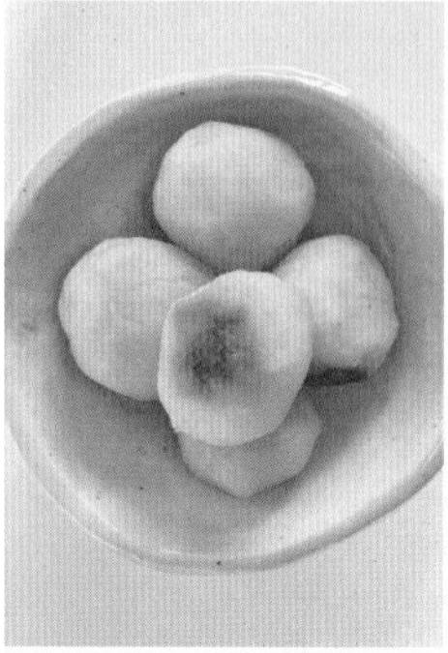

栗子

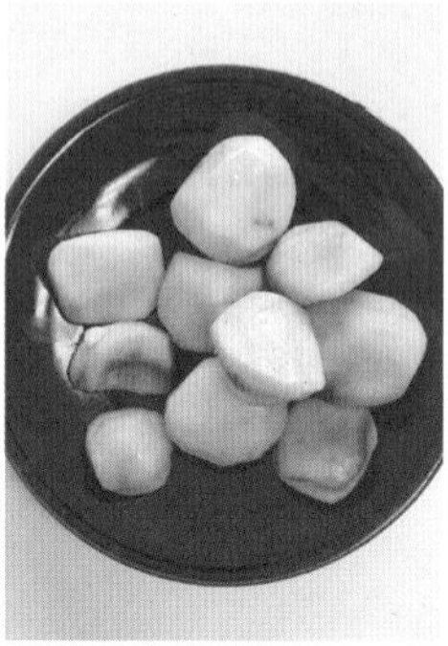

烤地瓜

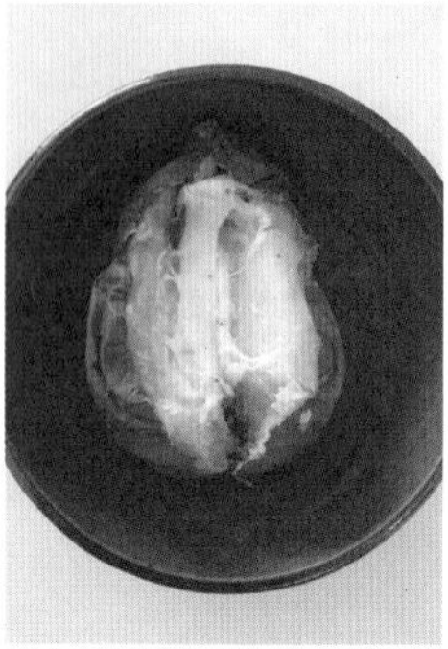

消化較差的日子

在消化較差的日子，比起對身體負擔大的點心，請盡量選擇不需消化，身體也能馬上吸收能量的「糖」類飲料或茶類。不過，市面上販售的飲料含糖量過高，大家最好選擇茶類飲料作為點心。

我們可以在無糖氣泡水中加入少量水果醬做成水果氣泡水。覺得冷的時候，可以選擇生薑茶、檸檬茶、柚子茶或木瓜茶等熱飲。在韓國傳統醫學裡，生薑是能讓身體變得溫暖，幫助內臟和氣血循環的一帖良藥。因此，對平時覺得腸胃機能較弱或腹部冰冷的人來說，生薑茶是很好的點心。

檸檬氣泡水

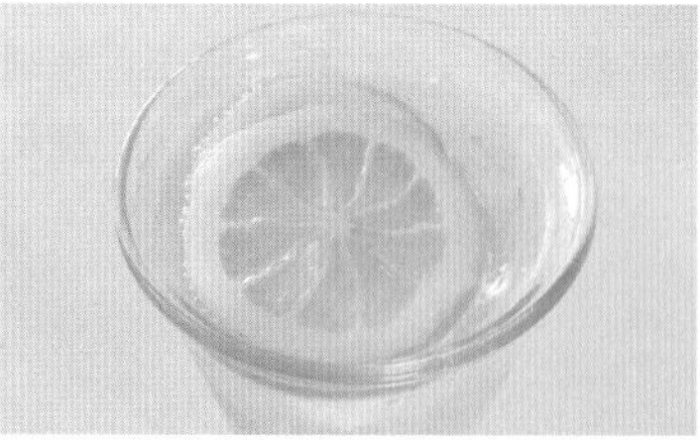

生薑茶

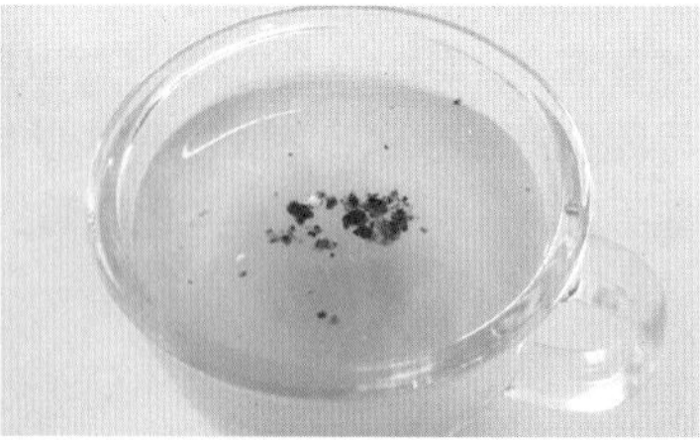

開始運動的話

如果你已經適應了新的飲食方式，開始做一些合適的運動，比起含有大量添加物的蛋白質補充品，建議選擇雞蛋、魷魚、豆腐、豆漿或堅果類等健康蛋白質當作點心，補充身體所需蛋白質。
即使沒有運動，在午餐沒吃飽或不滿意菜單的日子，我們可以選擇具有飽足感的蛋白質點心，或是蛋白質再多搭配一點蔬菜。

半乾魷魚

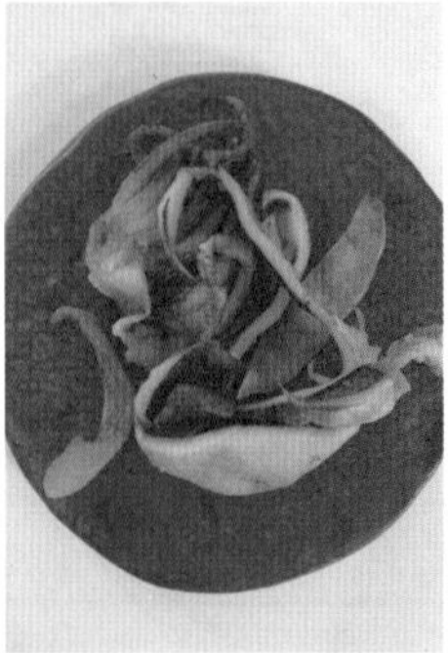

水煮蛋

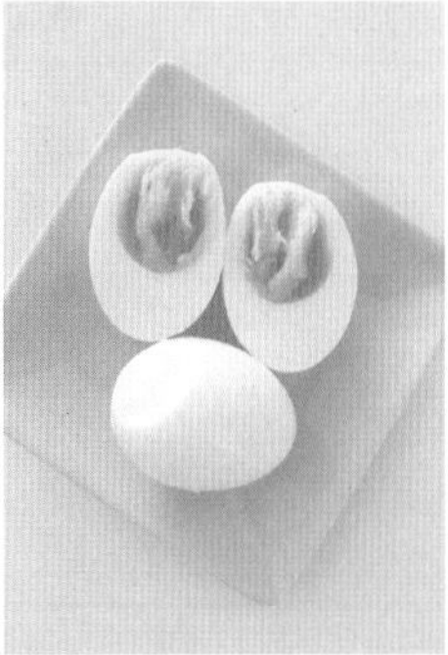

堅果類

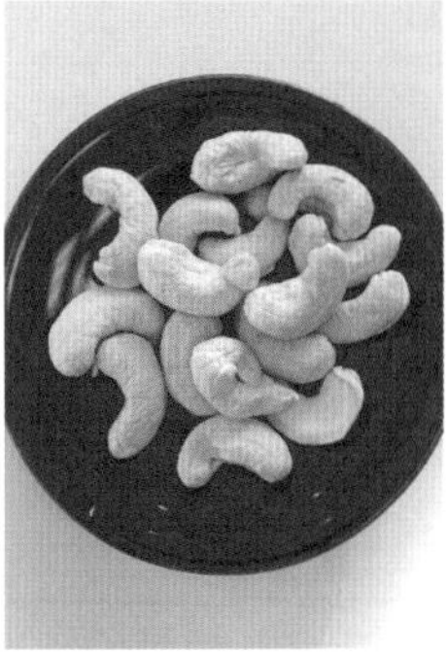

炸雞胸肉沙拉

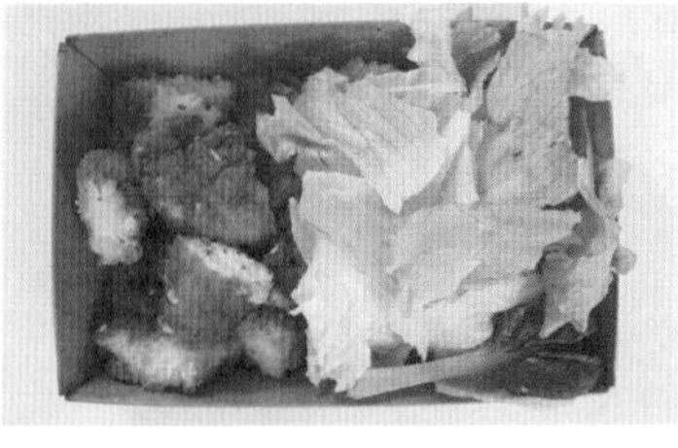

炸蝦沙拉

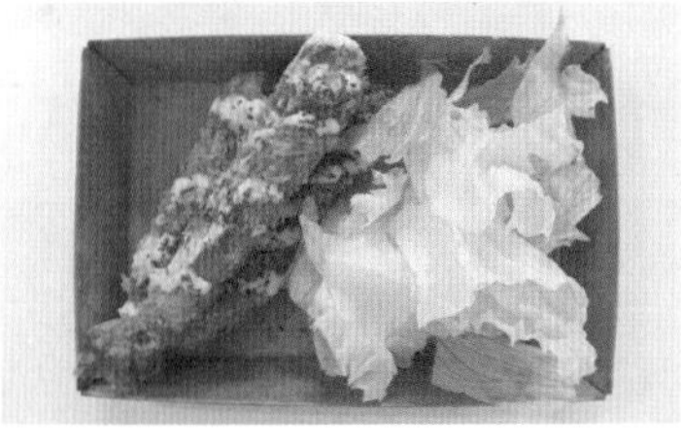

【結語】

給過去的我和現在的你「超過也好！不足也罷！」

我已經從困擾著我的飲食障礙和各種健康問題畢業了。雖然花了很長的一段時間，但因為現在我過著自由自在的日子，所以偶爾也會懷疑自己是否真的有過那段時光，而這真的是一件令人值得感謝的事。

然而，要承認自己是過去有過這麼多問題的人，並不是一件容易的事。在經營工作室的這四年多間，我舉辦了七十多次的課程，遇見了三千多個人。

關於飲食障礙和各種問題，雖然我已經公開分享了無數次，但當真正要寫下一本無法修正內容的書籍給從沒打過照面的不特定對象時，這件事比我想像的還要困難且痛苦。

即便如此，支持著我寫這本書的理由只有一個。我想要好好面對過去那個還沒被完全治癒的我，以及給現在的你一些小小安慰。

雖然有人說「痛，才是青春」，但難道我就不能是那個例外，平順過完一生嗎？我就只是想要安靜平順地過日子，但世界上從來就沒有一件事能輕易如人願。

「超過也好，不足也罷。」

這輩子從來沒有人跟我說過這種話。因為缺乏感到痛苦，因為一無所有而感到為難。我好不容易在只想尋死的二字頭人生中活了下來，而即便到了想要繼續活下去的三字頭人生，我每天都認真過著日子。因為世界上依然沒有一件事情是輕鬆的，依然沒有人告訴我上面那句話，所以我決定寫這本書。

雖然我們沒有見過面，但我想透過這本書向大家傳達充滿真心的安慰和支持。

「超過也好，不足也罷。」

即便動作慢，也請按照自己的速度持續前進。

希望你不會像過去的我一樣，在這條路上受到太多苦難。

盡情跌倒並欣然接受這些疼痛，祝福大家最後都能如願以償。

Creative 184

最溫暖的減肥課：改變人生的飲食奇蹟

作　　者｜金南喜
譯　　者｜牟仁慧
出 版 者｜大田出版有限公司
台北市一〇四四五 中山北路二段二十六巷二號二樓
E - m a i l｜titan@morningstar.com.tw http://www.titan3.com.tw
編輯部專線｜（02）2562-1383 傳真：（02）2581-8761
總 編 輯｜莊培園
副總編輯｜蔡鳳儀
行政編輯｜楊雅涵／鄭鈺澐
校　　對｜金文蕙／牟仁慧
初　　刷｜二〇二三年二月十二日 定價：四二〇元
網路書店｜http://www.morningstar.com.tw（晨星網路書店）
TEL：（04）2359-5819 FAX：（04）2359-5493
購書 E-mail｜service@morningstar.com.tw
郵政劃撥｜15060393（知己圖書股份有限公司）
印　　刷｜上好印刷股份有限公司
國際書碼｜978-986-179-784-7 CIP:411.3/111019270

填回函雙重禮
① 立即送購書優惠券
② 抽獎小禮物

國家圖書館出版品預行編目資料

最溫暖的減肥課：改變人生的飲食奇蹟／
金南喜著；牟仁慧譯．
——初版——臺北市：大田，2023.2
面；公分．——（Creative；184）

ISBN 978-986-179-784-7（平裝）

411.3　　　111019270